Conoce y cuida tu PIEL

Dr. José Manuel Castro

PIEL
Conoce y cuida tu

**Los mejores consejos
para mantenerla
bella y saludable**

alamah MEDICINA ALTERNATIVA

alamah

Copyright © 2006, José Manuel Castro Núñez.
De esta edición:
D. R. © Santillana Ediciones Generales, S.A. de C.V., 2006.
Av. Universidad 767, Col. del Valle.
México, 03100, D.F. Teléfono (55 52) 54 20 75 30

Argentina
Av. Leandro N. Alem, 720
C1001AAP Buenos Aires
Tel. (54 114) 119 50 00
Fax (54 114) 912 74 40

Bolivia
Avda. Arce, 2333
La Paz
Tel. (591 2) 44 11 22
Fax (591 2) 44 22 08

Colombia
Calle 80, nº10-23
Bogotá
Tel. (57 1) 635 12 00
Fax (57 1) 236 93 82

Costa Rica
La Uruca
Del Edificio de Aviación Civil 200 m
al Oeste
San José de Costa Rica
Tel. (506) 220 42 42 y 220 47 70
Fax (506) 220 13 20

Chile
Dr. Aníbal Ariztía, 1444
Providencia
Santiago de Chile
Telf (56 2) 384 30 00
Fax (56 2) 384 30 60

Ecuador
Avda. Eloy Alfaro, N33-347 y Avda.
6 de Diciembre
Quito
Tel. (593 2) 244 66 56 y 244 21 54
Fax (593 2) 244 87 91

El Salvador
Siemens, 51
Zona Industrial Santa Elena
Antiguo Cuscatlan - La Libertad
Tel. (503) 2 505 89 y 2 289 89 20
Fax (503) 2 278 60 66

España
Torrelaguna, 60
28043 Madrid
Tel. (34 91) 744 90 60
Fax (34 91) 744 92 24

Estados Unidos
2105 NW 86th Avenue
Doral, FL 33122
Tel. (1 305) 591 95 22 y 591 22 32
Fax (1 305) 591 91 45

Guatemala
7ª avenida, 11-11
Zona nº 9
Guatemala CA
Tel. (502) 24 29 43 00
Fax (502) 24 29 43 43

Honduras
Colonia Tepeyac Contigua a Banco
Cuscatlan
Boulevard Juan Pablo, frente al Tem-
plo Adventista 7º Día, Casa 1626
Tegucigalpa
Tel. (504) 239 98 84

México
Avda. Universidad, 767
Colonia del Valle
03100 México DF
Tel. (52 5) 554 20 75 30
Fax (52 5) 556 01 10 67

Panamá
Avda Juan Pablo II, nº 15. Apartado
Postal 863199, zona 7
Urbanización Industrial La Locería
- Ciudad de Panamá
Tel. (507) 260 09 45

Paraguay
Avda. Venezuela, 276
Entre Mariscal López y España
Asunción
Tel. y fax (595 21) 213 294 y 214 983

Perú
Avda. San Felipe, 731
Jesús María
Lima
Tel. (51 1) 218 10 14
Fax. (51 1) 463 39 86

Puerto Rico
Avenida Rooselvelt, 1506
Guaynabo 00968
Puerto Rico
Tel. (1 787) 781 98 00
Fax (1 787) 782 61 49

República Dominicana
Juan Sánchez Ramírez, nº 9
Gazcue
Santo Domingo RD
Tel. (1809) 682 13 82 y 221 08 70
Fax (1809) 689 10 22

Uruguay
Constitución, 1889
11800 Montevideo
Uruguay
Tel. (598 2) 402 73 42 y 402 72 71
Fax (598 2) 401 51 86

Venezuela
Avda. Rómulo Gallegos
Edificio Zulia, 1º. Sector Monte Cris-
to. Boleita Norte
Caracas
Tel. (58 212) 235 30 33
Fax (58 212) 239 10 51

Primera edición: abril de 2006.
ISBN: 970-770-141-2
D. R. © Diseño de cubierta: Antonio Ruano Gómez.
Fotografía del autor: Raúl González.
Ilustraciones: Doria Beatriz.
Diseño de interiores: José Luis Trueba Lara.
Impreso en México.

Para mis padres: Alberto Castro Carrascosa
y María del Carmen Núñez Ávila.
Un logro más en mi vida, con todo mi amor y cariño.

Para ti que has sido mi guía, mi apoyo y fuente de inspiración.
Por haberle dado un significado especial a mi vida.

A quienes han creído en mí y me han brindado su confianza
como amigo y como médico.

Índice

Introducción

Yo, el experto en mi piel

Alguna vez te has preguntado: ¿qué es la belleza? O ¿qué significa realmente la belleza? Encontramos muchas definiciones en diccionarios, libros y revistas, pero hasta la fecha no se han unificado los criterios para tener una sola definición precisa que abarque este término. Para muchos la belleza está hecha de proporción, equilibrio, simetría; otros piensan que es la armonía entre volumen y forma, o entre contenido y continente, o la definen como alimento del espíritu. Como se podrá apreciar, no existe una definición incuestionable.

En cuanto a los orígenes de la estética, éstos se remontan a la prehistoria. A través del arte y los instrumentos de uso cotidiano que han llegado hasta nuestros días, sabemos que desde hace muchísimo tiempo existía una preocupación por la belleza, por que las personas se vieran hermosas. Históricamente, sabemos que la mujer es la que ha puesto mayor interés en el cuidado de la piel. Así lo demuestran los conocidos baños de leche de Cleopatra o la depilación de axilas y de piernas que practicaban las mujeres árabes. Sin embargo, poco se sabe de los cuidados practicados por el hombre en aquella época: escasos son los datos acerca de los perfumes utilizados por los emperadores romanos; el cuidado de Alejandro Magno con su rostro; de los aceites empleados por los faraones egipcios; de la creación de Galeno que, después de 2000 años, aún se utiliza y que conocemos como *cold cream.*

Actualmente, existe un cambio sorprendente en el campo de la belleza: tanto el hombre como la mujer gastan miles de pesos en cosméticos y tratamientos para verse bien, sólo porque algún personaje famoso del cine o la televisión lo recomienda, o porque el anuncio publicitario aparecido en alguna revista o periódico garantiza resultados maravillosos. Lamentablemente las personas compran el producto en ocasiones sin saber qué es lo que su piel necesita. Muchas veces no revisamos lo que contienen y, si lo hacemos, no sirve de nada ya que no sabemos de ingredientes o activos utilizados en cosmetología. Debemos tener conciencia de que, para convertirnos en expertos en el cuidado de nuestra piel, debemos conocer más de todo lo necesario para que la piel se conserve sana, bella y radiante.

Podemos decir que, en algunos casos, el cuidado de la apariencia física en el hombre es importante para mantener un estatus, pues está más preocupado por su imagen personal que por su identidad como ser humano; a su vez, la mujer utiliza en la mayoría de las ocasiones, el arreglo personal como parte de su desarrollo en el mundo laboral y de los negocios. Debemos tener presente que la piel habla por nosotros, es nuestra carta de presentación en cualquier sitio. Y ante la necesidad de cuidados específicos para vernos bien, la gigantesca industria de los cosméticos y la farmacéutica han lanzado en los últimos años líneas completas para el cuidado de la piel masculina, sin dejar de pensar en el tan demandante género femenino, sin duda el mayor consumidor.

En 1994, el periodista Mark Simpson analizó el consumo masculino de cosméticos y publicó los resultados en el libro *Conoce al metrosexual*. Empleó este término para definir al hombre que se vale de masajes terapéuticos, depilaciones y tintes para sentirse en plenitud física y mental; que gusta estar a la moda utilizando las mejores marcas del mercado así como accesorios considerados de gran calidad, viviendo en las grandes metrópolis: de aquí el término *metrosexual* como indicativo del hombre de mundo, y que practica los rasgos femeninos de su personalidad —su ser sexual—, con los cuidados que comúnmente se aplican las mujeres.

En cuanto a las características de la piel, la mayoría de sus atributos básicos se heredan: color, textura y tendencia al envejecimiento. Hoy por hoy existen tratamientos que pueden corregir estos problemas, incluso, modificar las imperfecciones de nuestra piel.

El libro *Conoce y cuida tu piel* surge con la idea de que conozcas de cerca la composición de tu piel y entiendas sus necesidades, el cuidado y mantenimiento que requiere para lucir radiante y saludable. Estas páginas son también una invitación para adentrarte en el fascinante mundo de la cosmetología, para saber más sobre los productos que protegen y miman tu piel, con información verídica para que no te dejes engañar por la monstruosa mercadotecnia. Recuerda que cada piel es distinta y lo que es bueno para una puede resultar contraproducente para otra.

Siempre debemos considerar que las cremas diseñadas para el hombre presentan características diferentes a las fabricadas para las mujeres, por las diferencias de piel. Por eso, en ocasiones nos engañan algunas marcas prestigiadas que francamente no nos favorecen. Es importante señalar que la cosmetología química no es para todo tipo de personas. ¿Te has preguntado cuántas marcas de productos cosméticos hay en la actualidad? si hacemos un análisis de éstos, casi todos prometen la fuente de la eterna juventud. Sin embargo, muchos aditamentos sólo son resultado del *marketing* que planean afamadas y reconocidas marcas.

¿Cuántos productos para realzar la belleza se anuncian de manera indiscriminada por televisión; cuántos provocan daños irreversibles pues no respetan la fórmula correspondiente, o sus componentes e instrucciones aparecen en letras tan pequeñas que resulta imposible leerlas?

Desde mi experiencia como médico y profesional, me he dado cuenta de que existe una gran desinformación sobre el cuidado de la piel. No se trata sólo de atenderla en el plano superficial para mantenerla sana: el cuidado debe empezar desde adentro, desde nuestro organismo. La alimentación, la desintoxicación, los antioxidantes y el ejercicio juegan un papel importante en el cuidado de la piel. De nada sirve aplicarme la crema más costosa del centro comercial más exclusivo, si mi cuerpo está lleno de toxinas.

El objetivo de esta obra es ofrecerte información precisa y veraz para que conozcas todos los aspectos que intervienen en el cuidado de la piel. Así sabrás que con la simple aplicación de un cosmético no obtendrás una piel radiante, bella y saludable.

Uno

La estética en la antigüedad y su evolución hasta nuestros días

Resulta aventurado establecer los orígenes del cuidado de la piel o el embellecimiento del cuerpo en una época o momento determinado. Ello se debe a la falta de registros detallados y fidedignos. Las referencias históricas que apunto a continuación se basan en el trabajo de historiadores, investigadores y científicos; pinturas, objetos y textos encontrados a lo largo de los años. El concepto de belleza en cada civilización obedece a su idiosincrasia.

La prehistoria

Gracias a las pinturas rupestres, a los símbolos de instrumentos cotidianos encontrados en rocas y a las investigaciones acerca de las grandes culturas, podemos deducir cómo vivían antiguamente, qué prendas utilizaban y cuáles eran sus hábitos; podemos enterarnos que desde entonces existía una preocupación por la belleza.

Por restos arqueológicos encontrados en Mezin, Ucrania, sabemos que los brazos se adornaban con brazaletes hechos de colmillos de mamut; no podemos precisar si esta joya era de uso femenino o masculino, pues en el pueblo celta sólo el sexo masculino tenía el privilegio de los adornos. En lo que sí están de acuerdo algunos historiadores es en que el hombre aparece adornado con joyas antes que la mujer.

La historia menciona entre los hallazgos más antiguos que aluden al interés femenino por la belleza, a un grabado encontrado muy cerca de la ciudad de Oslo, en Noruega. Éste reproduce la figura de una mujer untándose la grasa de un reno, que se encuentra a su lado. La Venus de Willendorf, en Australia y La Venus de Grimaldi, en la Costa Azul francesa, simbolizan asimismo el cuidado de la belleza.

Los productos cosméticos —por llamarlos de alguna manera—utilizados por la mujer en la prehistoria se limitaban a la arcilla, a tierra de pigmentos colorantes o los productos elaborados a partir de grasa animal. El afeite más antiguo que se conoce estaba compuesto de sulfuro de antimonio.

La Biblia

Quizá en este libro sagrado se encuentran las primeras referencias escritas sobre la belleza. Lo cierto es que existen acontecimientos en los que la estética es demasiado significativa, como el hecho de que la reina de Israel, Jezabel, adornara su cutis con afeites para seducir a Jehú, y que esta misma mujer aplicara en su rostro *schrounda,* como actualmente hacen las mujeres en Túnez. También se menciona en la Biblia que Esther, reina de Babilonia, embellecía con afeites sus ojos que se consideraban los más hermosos. La Biblia relata cómo algunas judías cuidaron su apariencia durante años; ese cuidado personal, tanto físico como espiritual, les permitía obtener belleza: tal es el caso de Judith.

Egipto

Una de las más remotas y magníficas civilizaciones es la egipcia, no sólo por su historia y costumbres sino también por su arte. La hermosura de sus reinas y el embalsamamiento de sus faraones impulsaron el culto a la belleza y la práctica de destacar los rasgos con diversos cosméticos, sobre todo en las cortes faraónicas.

Los sarcófagos encontrados en diversas excavaciones han mostrado, junto a los restos de cuerpos, peines de marfil, cremas, polvo negro para los ojos en pequeños recipientes con instrucciones para su uso, pues de acuerdo con las creencias serían utilizados en la vida futura. Según algunos textos, las reinas de Egipto mantenían en secreto sus fórmulas de embellecimiento. Baños de leche, silueta estilizada, peinados, pelucas y demás objetos y costumbres, formaban parte de su cultura. Piel, ojos y cabello recibían primordial atención. La piel tersa y extremadamente suave era cuidada con baños perfumados y de leche, ungüentos y cremas. El refinamiento en los cuidados estéticos fue considerable. El color más usado era el negro, para agrandar y suavizar los ojos buscando una apariencia natural; el carmín en los labios, el rojo naranja en las mejillas y el blanco para restar viveza a la cara, se extraían de arbustos y plantas; a veces la materia prima era venenosa y se sabe, por restos hallados en cajitas de cosméticos, que contenían residuos de magnesio, azufre, antimonio, vitriolo y salitre.

Pulverizaban la piedra pómez y la mezclaban con aceites para suavizar la piel. Las mascarillas de belleza se hacían con barro del río Nilo, mezclado con vegetales aromáticos machacados, grasa de ganso, jugos de frutas y miel. Incluso el excremento de cocodrilo llegó a formar parte de su composición. Usaban el antimonio para cambiar el color de los párpados, ya fuera en azul o verde, y así poder realzar más las pestañas. El *kohol* fue uno de los cosméticos más utilizados.

Indudablemente las dos reinas más reconocidas por su belleza y presencia fueron Cleopatra y Nefertiti, quienes mantuvieron en secreto sus aditamentos.

A Nefertiti se le atribuye la moda de combinar magistralmente el color verde en los párpados y es recordada por su estilizada figura a pesar de haber tenido seis hijos. Se dice que Cleopatra fue la mujer que más secretos tuvo sobre el cuidado de su belleza. Todas las referencias acerca de sus maquillajes, mascarillas y sus tan famosos baños de leche, pasaron a ser parte de la historia de la cosmética.

Israel

Recibió la influencia de Egipto por su migración a tierras faraónicas. A la mujer hebrea no le importaron las reglas impuestas por Moisés y utilizó numerosas recetas egipcias. El *kohol* continuó empleándose, lo mismo que la alheña, para producir el color rojizo de las mejillas; el óleo se fabricaba con aromas de mirra, caña, casia, aceite de oliva y cinamomo aromático. A diferencia de la mujer egipcia, la hebrea lucía una hermosa cabellera natural recogida en trenzas. Estas mujeres le dieron mucha importancia a su cuidado estético y supieron adaptarse a las exigencias de su religión.

Creta

Enmarcada en las pinturas que adornan los restos del palacio de Cnosos, la representación femenina es muy abundante y muestra igualdad social con el hombre. Son figuras muy esbeltas y que desbordan feminidad natural. Por documentos conocemos joyas de exquisito diseño en oro, cubiertas de piedras preciosas para adornar cabello, brazos o todo el cuerpo. La piel era cuidada con sustancias sabiamente seleccionadas y guardadas en secreto.

Grecia

Las culturas occidentales han denominado a Grecia como la civilización de la belleza. Fue tal su obsesión estética que en uno de los libros de Apolonio de Herofila se lee que "en Atenas no había mujeres viejas ni feas". Los griegos difundieron por toda Europa grandes cantidades de productos de belleza, fórmulas de cosméticos, baños y el culto al cuerpo.

Era tal su afán por la belleza que no toleraban la grasa corporal ni los senos voluminosos. Cuidaban su cuerpo para conseguir la perfección estética, que para ellos consistía en senos pequeños y fuertes, cuello fino y esbelto, y hombros proporcionados.

El baño era el sitio ideal para el amoroso cuidado del cuerpo. Antes de tomarlo se preparaban con ejercicios físicos, realizados habitualmente con agua fría. Otro elemento importante era el masaje que, con los ejercicios y el baño, lograban que el cuerpo no tuviera rastro de grasa, manteniendo la figura bella y la piel tersa. Fue abundante el empleo de aceites: los extraían de flores y además de tener fines estéticos, acompañaban actos religiosos, deportivos y la vida diaria.

Los aceites perfumados se aplicaban después de masajes o baños; contenían rosas y jazmines, entre otras flores y esencias. Se fabricaban en Corinto, Rodas y Chipre. Después de la piel, el cabello era lo más importante y se cuidaba con extractos naturales. El maquillaje de las mujeres en Atenas se basaba en los colores negro y azul para los ojos y carmín para mejillas, labios y uñas. Si deseaban reflejar pasión, mantenían el color natural en el resto de la cara. Cabe mencionar que este culto a la belleza ha quedado plasmado en la figura de algunos dioses como la Afrodita de Cridona, quien representaba el ideal de belleza y quedó inmortalizada cuando, desnuda, se dispone a disfrutar un baño.

Roma

Este imperio también estaba obsesionado por la perfección del cuerpo. Las fórmulas para resaltar la belleza no sólo se dirigían a las mujeres, ya que también los hombres se maquillaban y depilaban algunas partes del cuerpo. Los varones romanos, al igual que las mujeres, querían embellecerse y cuidarse, porque todos deseaban resaltar la belleza. Baños, vestidos y peinados, masajes y cuidado del cuerpo no eran actividades exclusivas de un solo sexo.

A diferencia de Grecia, en Roma no existía un prototipo de belleza: las diversas conquistas del imperio romano influyeron en esta concepción. Cuando Julio César conquistó territorios germánicos, las esclavas sorprendieron a los vencedores con el color de su cabello y la tersura de su cutis; esto trajo como consecuencia que las mujeres romanas quisieran ser como ellas. De inmediato circularon por Roma fórmulas y ungüentos para cambiar el color de la piel y el cabello a moreno y cobrizo, respectivamente.

Fue en Egipto y Grecia donde se inició la costumbre de tener esclavas dedicadas a embellecer a sus amos. En la época romana se especializaban en maquillaje, baños, peinados y diversas aplicaciones para acrecentar la belleza. Las romanas tenían especial cuidado en la elaboración de tocados, que hacían con perlas, flores, telas y mallas bordadas, entre otras; siempre buscaban el toque mas refinado.

En cuanto a los baños, fue tal su popularidad que se edificaron en Roma los conocidos como termas de Caracalla, con capacidad para 1 600 personas aproximadamente; o los de Diocleciano que albergaban hasta 3 000 bañistas.

Edad Media

En esta etapa la estética declinó considerablemente. Es una época caracterizada por la austeridad debido a las guerras frecuentes y las grandes epidemias.

Durante los siglos XI y XIII resurge el cuidado de la belleza gracias a los intercambios culturales y la introducción de nuevas técnicas cosméticas. Los vendedores ambulantes de la antigüedad conservaron y renovaron los secretos de los cosméticos al vender sus productos de castillo en castillo. Pero en los primeros siglos de la Edad Media, los nobles no descuidaron su higiene personal; visitaban los baños públicos de las ciudades y las damas tomaban baños con agua fría y perfumada.

Arabia

Su forma de vida y costumbres propició el embellecimiento femenino. Baño, masajes, cosméticos y perfumes tuvieron gran relevancia. La mujer árabe disfrutaba con frecuencia el placer del baño; el agua contenía perfume y pétalos de flores aromáticas; lo completaba con el masaje corporal que realizaba un eunuco; además, cuidaba su piel con bálsamos y aceites. Sus recetas de belleza han sido transmitidas de generación en generación y actualmente se usa *kohol,* alheña, ceras y gomas, miel de higos, aceite de sésamo, lociones y perfumes.

El Renacimiento

Durante esta etapa la estética repunta. Tras el esplendor de Grecia y Roma, Italia se convirtió en el centro europeo de la elegancia y difundió para el resto de Europa nuevas propuestas de embellecimiento.

En el siglo XVI los monjes de Santa María Novella crearon el primer laboratorio de productos cosméticos y medicinales. El ideal de belleza de las mujeres italianas consistía en un cuerpo alto y de curvas muy pronunciadas, con la piel blanca y la frente despejada. El cabello rubio era sinónimo de buen gusto.

En este siglo aparecieron los primeros tratados de cosmética y belleza, en 1573 se publicó en París el libro *Instrucciones para las damas jóvenes*, y en Italia el de Catalina de Sforza titulado *Experimentos*, que contenía recetas de perfumería y cosmética, corrección de maquillaje y defectos del cuerpo. En este mismo año Catalina de Médicis dedicó gran parte de su tiempo a estudiar ungüentos y cremas, contrató a los más renombrados especialistas en perfumes de Florencia y cuando se convirtió en reina de Francia impulsó el arte de la perfumería. Una de sus amigas íntimas, aprovechando este desarrollo, instaló el primer instituto de belleza en París. Catalina de Médicis logró que esta ciudad fuera reconocida como centro europeo de la moda y la estética, distinción que conserva hasta nuestros días.

Pero a pesar de todo este revuelo, para algunas personas la higiene personal no era primordial. En algunas memorias de nobles se dice que a la reina Margarita de Valois le resultaba difícil peinarse porque no acostumbraba hacerlo con regularidad.

El siglo XVII

Se le llamó el siglo de la "fiebre del colorete". Todas las parisienses exhibían labios pintados en forma de corazón; su vestimenta era extravagante, con pelucas altas y mejillas enrojecidas por el colorete; usaban polvos en cuello y hombros, lunares coquetos en cara y espalda; daban la impresión de que a todas las había maquillado y vestido el mismo diseñador.

Los productos de belleza eran elaborados artesanalmente y se compraban en lujosos establecimientos de Fauborurg, Saint Honore. Justo en este siglo se inicia la época dorada de los cosméticos. No había parisiense que no usara polvo, pelucas y harina de arroz en la cara. Con estos cambios poco a poco la higiene personal cobró importancia siendo imprescindibles los perfumes para alejar los malos olores. Madame Du Barry adquirió notoriedad por sus duchas diarias de agua fría. La estética sufrió un cambio brusco con la Revolución Francesa. Cuando Napoleón llegó al poder y gracias a su esposa Josefina, resurgieron en Francia los cuidados para aumentar la belleza.

Josefina utilizó muchos recursos para mejorar su imagen, ya que tendía a la obesidad; con frecuencia se sometía a rigurosos regímenes de adelgazamiento, así como a tratamientos para el cutis.

La llegada del romanticismo puso de moda talles ceñidos. Desaparecieron las pelucas y surgieron los bucles. La feminidad refinada hizo que se presentara una "nueva mujer", que gustaba de utilizar implementos tradicionalmente destinados a los hombres: fumaban cigarrillos o puros y trataban de hacer las mismas cosas que los hombres, incluso usaban ropas masculinas. Poco duró esta moda y se regresó al gusto por la palidez de la cara, polvos blanquecinos en rostro y hombros, cuerpos pequeños y faldas con grandes vuelos.

Curiosamente, en estos años se contradecían moda y estilos de vida, pues la mayoría de las mujeres querían tener piel de porcelana pero su ingesta alimenticia tenía un alto valor energético. Esta circunstancia ocasionó un cambio radical en su piel y las cremas no tenían el resultado deseado; así que la incesante búsqueda de equilibrio las hizo volver al remedio antiquísimo: como los médicos de la época elogiaban al mar como fuente de salud, las visitas constantes a balnearios eran obligadas.

Como habrás notado, querido lector, la búsqueda de la belleza ha existido en todas las épocas; en mayor o menor grado, ha estado presente en todas las civilizaciones. Imaginemos, pues, que vamos a Oriente, donde conocerás un poco más sobre la estética en estos lugares, donde la naturaleza se mezcla con la fantasía.

India

País rico en materias primas para elaborar productos destinados al cuidado de la piel y aumentar la belleza; se han utilizado desde hace mucho tiempo, tanto en la vida diaria como en ceremonias religiosas. Las flores de *kohol* y los polvos de azafrán se destinan a pintarse los ojos y tienen, además, una propiedad desinfectante. El *Susruta*, uno de los libros más antiguos sobre la medicina del mundo hindú, explica los cuidados de la belleza a partir de aceites perfumados y extractos vegetales.

China

Se caracteriza por una antiquísima tradición en la preparación de cosméticos. El distintivo estético de toda mujer china es la delicadeza en el maquillaje y cuidado del cutis. Utilizaban colores rosa, rojo o anaranjado como maquillaje y sombreaban sus ojos con tinta china.

La piel se cuidaba con cremas elaboradas con pulpa de frutas exóticas, aceites o grasas animales; jazmín, camelia, pachulí o almizcle se utilizaban para elaborar perfumes.

Japón

Su culto a la belleza recibió influencia de la cosmética china. Es importante mencionar que el cuidado de su cuerpo se vincula a la vida religiosa. En este país hombres y mujeres se han preocupado siempre por su aspecto personal. Antiguamente polvos de alazor, pigmentos y aceites formaban parte del arreglo de las mujeres japonesas; también utilizaban tinta china para realzar la belleza de los ojos. Símbolo de gran belleza fue el cabello negro, abundante y brilloso, por lo que era tratado con gran delicadeza.

Siglo pasado y presente

Durante la pasada centuria apreciamos cómo la ciencia evolucionó a pasos agigantados. Y en la elaboración y creación de nuevos cosméticos se dieron grandes cambios. Mujeres y hombres, hoy en día, se preocupan más por su apariencia física; los cánones de belleza cambian diario y tú lo acabas de leer: no hay nada en el campo de la cosmética que se rezague, siempre surgen nuevos tratamientos o técnicas para aumentar la belleza.

Actualmente, la mujer desea tener una figura estilizada, el cuerpo perfecto. Para lograrlo busca siempre nuevas opciones, que a veces ponen en riesgo su salud. Y si hablamos del hombre, debemos referirnos a un individuo desafiante que busca también un cuerpo estético y armonioso. Ahora la estética y los cosméticos han dejado de ser un tabú para él, discute y se entera acerca de lo que más le conviene para verse bien y sentirse mejor; y como se apuntó, aquel que busca una imagen imponente cercana a los ideales de belleza se le llama *metrosexual:* recurre a masajes, depilación, tintes, mascarillas y cremas, además de utilizar todo lo que dictan los grandes diseñadores, sin ser tachado de homosexual debido al embellecimiento de su cuerpo.

Gracias a los avances de la ciencia y la tecnología, las nuevas investigaciones en la estética permiten corregir o disminuir cualquier defecto físico. Para beneplácito de quienes cuidan su imagen, hoy tenemos a nuestro alcance lo último en tecnología para rendirle culto a nuestro cuerpo como se hacía en épocas pasadas.

Dos

La piel: espejo del cuerpo

¿Qué tipo de piel tengo? Me imagino que muchas veces te has hecho esta pregunta y quizá nadie ha podido responderte. Tal vez has buscado en los test que aparecen en revistas de belleza y la respuesta resultó confusa o de plano incorrecta. Para que sepas realmente qué tipo de piel tienes te invito a leer lo siguiente.

A través de los años nuestra piel ha sido llamada de diferentes maneras: vestido fisiológico, prenda de vestir viviente, envoltura del organismo, órgano más largo del cuerpo, etcétera. De cualquier forma que la llamemos te diré que efectivamente es el órgano más grande: la piel del adulto pesa entre 3 y 4 kilos; si te la quitaras mediría aproximadamente 1.80 metros cuadrados, así que su importancia biológica es excepcional. Estructuralmente compleja, es flexible y protege al organismo del medio ambiente; como órgano sensorial percibe calor y frío, bienestar y dolor; protege nuestro cuerpo de agresores externos, al tiempo que procesa fármacos y venenos, produce enzimas y hormonas, protege contra golpes, presiones y rozaduras; además, sus barreras ácidas naturales impiden el paso de agentes patógenos y libera toxinas que nuestro cuerpo desecha por medio del sudor.

Te diré con sinceridad que a partir de este momento sólo deseo que conozcas mejor tu piel para que la cuides, pues es una parte muy valiosa de tu cuerpo; debes saber que cada centímetro cuadrado de ella contiene:

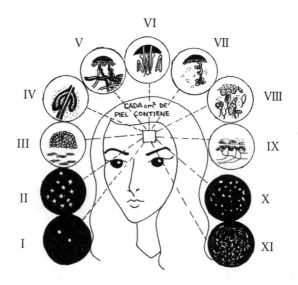

I. 2 puntos termosensibles.
II. 12 puntos criosensibles.
III. 6,000,000 células.
IV. 15 glándulas sebáceas.

V.   1 metro de vasos sanguíneos.

VI.   5 folículos pilosos.

VII. 100 glándulas sudoríparas.

VIII. 5,000 orgánulos sensitivos.

IX.   4 metros de nervios.

X.   25 puntos barosensibles.

XI.   200 puntos algesiosensibles.

Con lo anterior puedes imaginarte la complejidad de funciones de nuestra piel, que además asegura la regulación térmica del cuerpo y actúa como un verdadero termostato para mantener la temperatura del cuerpo en 37° C. Así, cuando baja la temperatura, los escalofríos calientan el cuerpo y los vasos sanguíneos se contraen para evitar un súbito enfriamiento de la sangre, lo cual provoca palidez facial; a su vez el calor ocasiona transpiración para refrescar la superficie de la piel. ¿Deseas conocer más sobre tu piel? Adelante.

Estructura de la piel

La piel humana se compone de tres capas, cada una con una función específica y siempre en comunicación: epidermis, dermis e hipodermis, siendo esta última la mas profunda.

La piel está cubierta por una película hidrolipídica, mezcla de sudor y cebo, que constituye la primera defensa contra agresiones del exterior. Esta fina película mantiene el grado de hidratación cutánea y confiere a la piel su aspecto aterciopelado.

Epidermis

Es la primera barrera protectora del organismo. Este revestimiento externo sólo representa un décimo de milímetro de espesor, constituido por distintas capas de células sin vasos sanguíneos. La capa superficial, llamada córnea, incluye células con queratina, eliminadas al exfoliarse. El espesor de la capa córnea varia según la parte del cuerpo. Por ejemplo: la más gruesa cubre la palma de las manos y la planta de los pies. La parte que cubre las mucosas no contiene queratina y por lo tanto no tiene capa córnea. El nivel más profundo de la piel, constituido por células germinativas, renueva continuamente la capa córnea. También en la parte profunda de la epidermis se encuentran los melanocitos, células que fabrican melanina, la cual confiere color a la piel. Este pigmento se encuentra en mayor cantidad en pieles oscuras que en claras. Si observas tu cuerpo frente a un espejo durante algunos minutos, no verás nada extraordinario, sin embargo, bajo la piel se forman nuevas células que la fortalecen; en seguida se dirigen a la parte superior, el proceso que lleva aproximadamente cuatro semanas; las células viejas mueren y ocupan su lugar las nuevas: ¡sabías que en el espejo realmente observas tu piel con células muertas!

Dermis

Es el tejido que sostiene la piel, sus células especializadas proporcionan elasticidad. Los fibroblastos elaboran fibras de colágena y elastina para estabilizar tu piel, evitando su deformación mediante una trama densa. En esta capa también se localizan las células sensoriales: dolor, picor y temperatura son transmitidas desde los receptores al cerebro, como impulsos eléctricos.

Las fibras de elastina, las más delicadas, dan a la piel su elasticidad. Con el paso del tiempo se vuelven rígidas y desaparecen aproximadamente después de los 45 años. Estas fibras se encuentran en un gel rico en ácido hialurónico y condoitina, que intervienen en la hidratación y fijación de moléculas de agua. La dermis, al contrario que la epidermis, contiene numerosos vasos sanguíneos que nutren su parte profunda. Cuando utilizas productos para el cuidado de la piel de manera tópica, realmente calificados y certificados, penetran favorablemente hasta este nivel.

Hipodermis

Es la capa más profunda de la piel, formada principalmente por células grasas y nutrientes. Sus células son llamadas adipositos. El tamaño y espesor de la capa, así como la disposición de células, están controlados físicamente por la actividad hormonal.

Estas células son voluminosas y se distribuyen de diferentes formas según el género. En la mujer predominan en glúteos y muslos; en el hombre se acumulan sobre todo en la región abdominal. En la hipodermis se encuentran las glándulas sudoríparas y los folículos pilosos, a los que se unen las glándulas sebáceas. Las células de grasas subcutáneas son escasas en la nariz, los párpados y el oído externo.

Debemos aclarar que la piel del hombre tiene mayor número de folículos pilosos, los que se eliminan gradualmente, en especial los de la cara, mediante el afeitado, acción que además altera la actividad celular. Afeitarse es una agresión continua a la piel y deteriora la barrera hidrolípica; trae como consecuencia deshidratación, sequedad, picazón y, en ocasiones, erosiones que permiten la entrada de múltiples microorganismos.

En los hombres hay una mayor cantidad de glándulas sebáceas que excretan más, por lo que los varones tienen más sebo y grasa que la mujer. En esta capa hay un mayor espesor dérmico debido a que posee más colágeno y fibras elásticas. Ahora que ya conoces cómo está constituida tu piel y cómo funcionan cada una de sus capas; debes considerar lo siguiente:

- Las glándulas sebáceas se encuentran en cualquier punto de la piel, y generan entre 1 y 5 gramos diarios de una mezcla de lípidos.

- El ph promedio de la piel es de 5.5 para mujeres y aproximadamente 5 en hombres; varía según el lugar y diversos factores externos. Cuando se presenta un ph inferior a 7, la piel dispone de una barrera de protección ácida, con propiedades bactericidas y fungicidas de gran importancia para la salud. Si utilizas productos farmacéuticos o cosméticos de mala calidad, maltratas considerablemente tu piel. Esto provoca resequedad y motiva envejecimiento prematuro.

- Las soluciones jabonosas poseen un ph superior a 7, por lo cual la piel necesita por lo menos 5 horas para recuperar su ph original. Los cosméticos que permanecen en la piel le dan un ph muy alto, alterando sus características protectoras.

- La sonrisa ayuda a relajar los músculos faciales, los mantiene firmes y en su forma original. Ahora tienes otro motivo para sonreír. Debes saber que los niños sonríen 400 veces al día y los adultos solamente 15, así que... ¡sonríe, la vida es bella!

- Es muy importante saber qué tipo de cutis tenemos para elegir los productos que limpiarán y darán mantenimiento al rostro, así como los implementos necesarios para protegerlo.

- Siempre debes mantener tu cutis protegido de factores externos como el sol, las bajas temperaturas, la humedad y la contaminación; para saber cuál producto cuidará efectivamente tu rostro, lee cuidadosamente la información que ofrezco en seguida para definir las características de tu piel y a qué tipo pertenece. Después ¡manos a la obra!

Piel normal
Es poco frecuente en adultos, pero hay personas que la poseen. Es similar a la de un niño por su fineza, flexibilidad y suavidad. Se caracteriza porque equillibra grasa y sequedad: sólo tiene una capa ligera de grasa, poros diminutos y cerrados, lo que impide la formación de espinillas y puntos negros; no presenta descamación ni sensación de tirantez, no tiene brillo aceitoso y prevalece en ella el color rosado. Este tipo de piel es común en personas de 25 a 35 años, requiere mayor hidratación y capacidad para retener agua.

Piel mixta

Se presenta en el rostro la conocida zona "T", ligeramente grasa y brillante en frente, nariz y mentón. Hay sequedad en mejillas y contorno de los ojos; con diferentes niveles de sebo (aceite natural de la piel) y tendencia a los puntos negros. Este tipo de piel es más común en las personas de 25 a 40 años.

Piel grasa

Es gruesa y brillante debido a la deshidratación de los poros, tiene un nivel de sebo alterado que, si no lo cuidas, puede ocasionar "bultos" de grasa y puntos negros, secreción de grasa oxidada por contacto con el exterior. Tiene una consistencia espesa y poros dilatados, visibles y a menudo obstruidos, motivo por el cual tiende al acné e imperfecciones visibles. El rostro transpira constantemente y el maquillaje se escurre; su aspecto es pálido y amarillento por la deficiente circulación sanguínea. Un aspecto positivo de esta piel es que las arrugas son menos evidentes.

Piel seca

Áspera al tacto y de fácil descamación por la falta de hidratación en el estrato córneo; la película de grasa natural es insuficiente debido a los niveles reducidos de cebo (aceite natural de la piel). Es muy frecuente en personas con más de 30 años. Se acentúan líneas de expresión y arrugas, presenta tirantez, aspereza y enrojecimiento en partes sensibles.

Piel sensible

Aunque es poco frecuente, hay personas con sus características; es piel hipoalergénica y puede presentar cutis graso o seco. La piel sensible tienen fama de ser bonita, el cutis es fino y aterciopelado, siempre y cuando se cuide; requiere atenciones especiales y constantes, se caracteriza por su alta tendencia a las alergias o irritaciones, si bien a simple vista parece normal. Hay manchas rojizas en mejillas e irritación. Es muy sensible a los cambios climáticos (rayos solares, frío y viento); esto ocasiona que se deshidrate con facilidad al perder su barrera protectora. Asimismo pueden dañarla el uso excesivo de maquillajes y cosméticos abrasivos, los nervios, el estrés y la alimentación inadecuada. Las personas con este tipo de piel deben evitar el tabaco y las sustancias estimulantes como café o té.

Cuidados de la piel

De acuerdo con los datos anteriores, ahora ya sabes qué tipo de piel tienes. Falta elegir el tratamiento adecuado para que la cuides y mantengas en excelentes condiciones.

Piel normal

En la mañana: límpiala con crema o loción; empapa un algodón con un tónico refrescante y pásalo por rostro y cuello; aplica golpecitos para tener sensación de frescura; finalmente coloca una emulsión humectante con protector solar; es mejor si contiene coenzima Q10 o vitaminas E y A.

Por la noche: límpiala con crema o loción, aplicando un tónico refrescante; cubre el rostro con una crema nutritiva para mantener el equilibrio normal de la piel; no te olvides del cuello y el nacimiento del escote.

Piel seca

Por la mañana: para hidratarla y mantener su manto ácido protector, aplica con algodón una loción o crema hidratante y descongestionante, especial para cutis seco; además, usa una crema extra humectante que contenga vitaminas E y A, con protector solar; maquíllate sólo hasta que la piel absorba por completo el humectante.

Por la noche: tras desmaquillarte y tonificar tu piel, aplica una crema emoliente para cutis seco (nutritiva o regeneradora, rica en vitamina C, o que contenga coenzima Q10); no olvides cuello y escote; aplica la crema en el contorno de los ojos con golpecitos.

Piel mixta

Por la mañana: limpieza profunda, cuida tu cutis como si tuvieras dos caras. Si tienes menos de 25 años y la sequedad no es muy acentuada, puedes lavarte la cara con agua y jabón suave. De lo contrario emplea una crema limpiadora y un tónico refrescante. Empapa un algodón con loción astringente para poros dilatados y aplícalo en barbilla, nariz, parte inferior de las mejillas y la frente. Coloca emulsión humectante en las zonas más secas: mejillas, costados de la cara, zona ocular y cuello.

Por la noche: limpia a fondo tu cutis con loción o crema desmaquillante, así eliminarás también polvo, hollín y exceso de grasa; repite la operación y, si eres joven, hazlo con agua y jabón suave. Tonifica con loción refrescante y aplica otra astringente en zonas de grasa. En mejillas, alrededores del labio superior, costados de cara y cuello, aplica crema o loción humectante. En el contorno de los ojos debe ser con golpecitos. No olvides este último paso, ya que en esta zona aparecen los primeros síntomas de resequedad; recuerda que las pequeñas líneas se convierten en arrugas.

Piel grasa

En este caso nuestro objetivo será controlar la actividad de las glándulas sebáceas e hidratarla en forma adecuada.

Por la mañana: aplica un gel de limpieza o una loción espumosa (en cutis graso no debe aplicarse ninguna crema), principalmente en los bordes de la nariz, frente, mentón y donde la piel conserve grasa. Tonifica con una loción astringente y termina con un gel o fluido hidratante con protector solar. Si te aplicas maquillaje, que sea exclusivo para este tipo de piel.

Por la noche: lávate con loción espumosa para eliminar grasa o maquillaje; refresca tu piel con loción astringente y extiende un fluido hidratante, rico en vitaminas, en cara y cuello.

Piel sensible

Por la mañana: limpia cuidadosamente con una loción suave (libre de colorantes, preservantes y perfumes dermatológicos; tampoco debes contener comedogénicos); no tironees ni arrugues la piel, retira el sobrante con una gasa. Empapa un algodón con tónico refrescante que no contenga alcohol. Aplica emulsión humectante sobre cara y cuello. Si el clima es severo repite la operación cuando la primera capa haya sido absorbida por la piel.

Por la noche: para una limpieza profunda emplea una crema con las características antes mencionadas. Retira el sobrante con gasa y repite la operación; ten mucho cuidado con la piel en torno a los ojos.

Aplica tónico refrescante, libre de alcohol; finalmente, una crema emoliente o aceite de germen de trigo. Ponte una crema para cuello por la sensibilidad de la piel.

Recuerda que no es fácil mantener una piel sana. No sólo se trata de mantenerla limpia, hidratada y tonificada; no debemos olvidar que la piel revela el estado íntegro del cuerpo, pues se relaciona directamente con todos los órganos internos: el origen de muchos trastornos se encuentra en alteraciones hormonales, dietas tóxicas mal combinadas o desequilibradas, focos infecciosos en la boca y estreñimiento crónico. Ten presente que muchas sustancias de desecho se almacena y neutralizan en la piel, y constituyen el olor corporal de muchos personas. Si tienes conciencia de lo anterior y dejas de intoxicar tu piel con alimentos acidificantes como azúcares refinadas, harinas blancas, leche de vaca, carnes y embutidos, tu tejido cutáneo se drenará y conservará en perfectas condiciones la tersura y la capacidad defensiva de tu piel.

Tres

El sol, tu amigo... o tu peor enemigo

Sol, astro rey, centro del Sistema Solar, son sólo algunos de los calificativos con que conocemos a nuestro gran amigo... o a nuestro peor enemigo. Después de leer cuidadosamente este capítulo tú decidirás cómo llamarlo.

En el siglo XIX el sol era considerado por algunas personas como una medicina; se recomendaban los baños de sol y, por esta razón, la idea de que la piel blanca era sinónimo de distinción, cambió radicalmente. La aceptación de pieles bronceadas perduró hasta el siglo XX: en 1929 la diseñadora de modas *Coco* Chanel impuso la piel morena como modelo de belleza. Con el paso del tiempo las partes de la piel expuestas han llegado a la totalidad. Con el fin de mantener el mayor tiempo posible el aspecto moreno, las exposiciones al sol se prolongan sobre todo en horas no recomendables por la radiación. A finales del siglo XX y hasta nuestros días, la moda del bronceado se ha incrementado y, con ello, el peligro de graves daños que lamentablemente empeorarán si el agujero de la capa de ozono aumenta.

Para que tengas una idea, millones de personas se broncean artificialmente. Los rayos ultravioleta (UVA) broncean, pero provocan muchas reacciones secundarias: aparición de arrugas, disminución de elasticidad de la piel, resequedad y descamación, aumentando el riesgo de cáncer.

En algunos países, antes de tomar un baño de sol artificial, es obligatorio proporcionar al usuario información sobre los riesgos y peligros que pueden presentarse posteriormente. En el XXI Congreso de Dermatología, celebrado en mayo de 1996 en Sitges, España, se advirtió sobre los peligros de los rayos artificiales y solares. Se comentó que cuando una lámpara de rayos UVA se agota, emite en su lugar rayos UVB, que son cancerígenos. En este mismo congreso un grupo de investigadores suecos presentó las conclusiones de un estudio realizado durante más de 15 años; afirmaron que la exposición a las lámparas de rayos UVA multiplica por 4 el riesgo de padecer melanoma, uno de los tumores más graves de la piel. El bronceado que carece de menor peligro se obtiene con luz solar de la mañana y de la tarde, pues son rayos que no dañan la piel.

Es importante que, sin complicarte la vida con explicaciones complejas, consideres las funciones de los rayos solares; sin profundizar demasiado, pon mucha atención en lo siguiente:

La luz en relación con el cuerpo que la recibe puede comportarse de tres formas: reflejada, transmitida o absorbida. Esta última nos ocupa ahora: es la única que desarrolla su energía y tendrá un efecto fotobiológico. Un cromóforo es una molécula capaz de absorber luz; la piel la absorbe por su conducto, pues la requiere para elaborar queratinas, sangre, hemoglobina, carotenos, ácidos nucleicos, melanina, lipoproteínas, péptidos y aminoácidos esenciales. Hay cromóforos derivados del metabolismo o de sustancias que llegan a la piel por medio de la circulación o por contacto (cosméticos o medicamentos). Debemos considerar que el espectro solar se divide en rayos cósmicos, gamma, X, UV (UVA, UVB, UVC), luz visible y rayos infrarrojos.

La energía luminosa que llega a la superficie de la Tierra se compone en 56% de rayos infrarrojos (producen la sensación de calor); en 39% de luz visible (permite reconocer el color de los objetos), y en 5% de radiación UV. Las radiaciones infrarrojas y visibles son inofensivas para la salud; en cambio la radiación UV provoca reacciones adversas. Ésta a su vez se divide en tipo B, que puede ser la más nociva para la salud: produce bronceado tardío, es muy intensa y puede ocasionar quemaduras; llega hasta la capa basal y genera gran cantidad de radicales libres. El tipo A, que es menos nocivo, llega en mayor cantidad a la Tierra; casi todos los rayos UVA pasan a través de la capa de ozono, pero puede potenciar efectos cutáneos de la luz UVB.

Aunque la radiación UVA es aproximadamente mil veces más débil que la UVB, ingresa a la superficie en concentraciones cien veces mayores que la UB. Estimula el bronceado rápido pero deshidrata mucho, su acción llega hasta el tejido conjuntivo y ocasiona envejecimiento prematuro de la piel. Se le responsabiliza de la mayoría de las intolerancias al sol y, tiene carácter acumulativo.

La radiación UVC es la más nociva debido a su energía; no llega a nosotros gracias al oxígeno y al ozono de la estratosfera que la absorben totalmente, pero se genera en fuentes artificiales como lámparas germicidas y de arco de mercurio.

Debes saber que no sólo los rayos solares directos pueden dañar tu piel, considera que la radiación UV llega a la superficie corporal reflejada por la nieve en 80%; en la arena en un rango de 17 a 25%, en el agua en 5%, pero si el sol la ilumina perpendicularmente llega a 100%. Los factores geográficos también juegan un papel importante, ya que la radiación aumenta 8% por cada mil metros de altitud.

Del total de radiaciones que recibe la piel, una porción se refleja directamente, otra es absorbida y una tercera se transmite a través de las capas celulares más profunda y se esparce en la piel.

Los rayos UV atraviesan la piel; primero pueden quemarla, luego modificar el código genético de sus células en forma lenta, acumulativa e irreversible, mediante dos factores: penetración de la longitud de onda y absorción de la energía; por lo tanto, en la fotosensibilidad pueden ocurrir reacciones fototóxicas y fotoalérgicas; aunque son más frecuentes las fototóxicas, según la dosis absorbida; las personas pueden presentar una quemadura solar en la zona expuesta y a esto se le conoce como eritema. Las fotoalérgicas consisten en una alteración de la radiación UV por un mecanismo inmunológico, y pueden presentarse como urticaria (comezón), pápulas (ampollas) o lesiones eccematosas extendidas en áreas no expuestas. Este tipo de reacción puede asociarse al consumo de drogas, a las enfermedades del tejido conectivo o causas aún desconocidas (idiopática). Por otra parte, el sol también es benéfico, pues sin él no habría vida en el planeta. Nos proporciona calor, luz, biorritmos circadianos y, gracias a él se elabora provitamina D y fotosíntesis de clorofila en las plantas; en suma, no podemos prescindir de él, es maravilloso en el tratamiento de enfermedades cutáneas (hongos, parásitos) y también estimula procesos de desintoxicación. Lo importante es saber aprovechar sus dones, no utilizarlo de manera indiscriminada.

Además, motiva la circulación en la piel y esto se lo debemos a los rayos infrarrojos, pues cuando tenemos sensación de calor, al mismo tiempo ocurre una vasodilatación de la piel y, por ende, un aumento en la circulación de la sangre; de esta manera se acelera la distribución de sustancias producidas por la exposición a los rayos solares, como la provitamina D; y como se acelera el metabolismo, se favorece la curación de heridas.

El sol también tiene una acción analgésica, porque la piel es una prolongación del sistema nervioso y el calor calma algunas molestias físicas; recordemos que el sol es un gran destructor de bacterias, es decir, un notable bactericida.

Muchos psicólogos aconsejan a sus pacientes paseos al aire libre bajo el sol, principalmente en etapas de depresión y desequilibrio emocional, pues se sienten cobijados por temperaturas muy agradables, principalmente en países fríos como Rusia o del norte de Europa.

Tipos de piel

Hay varias clasificaciones para determinar los tipos de piel. Una de las más conocidas es la de Fitzpatrick, quien la cataloga en 6 tipos.

Clasificación de Fitzpatrick

La clasificación original de VI tipos ha sido modificada, pues actualmente los científicos atribuyen la diferencia esencial en los tipos de piel a dos calidades de melanina (pigmento que colorea la piel) que poseen personas en mayor o menor grado por genética y orden racial. La primera, eumelanina (la buena), es un pigmento oscuro que permite a la piel evitar el daño de los rayos ultravioleta, además de producir un bronceado intenso. La segunda, llamada feomelanina, es un pigmento de color amarillo-rojizo que absorbe mal los rayos ultravioleta y apenas produce un bronceado ligero o nulo, por lo cual se ha hecho otra clasificación de 4 tipos.

Tipo I: anglosajona

Es la que tiene más problemas con el sol, pues siempre se quema. La persona puede tener ascendencia celta o sajona, la característica de su piel son pecas, ojos claros y cabello castaño, rojizo o rubio. Su melanina es de baja calidad y por eso no consigue broncearse, sino que se quema y adquiere un color marrón o rosado claro. Jamás adquirirá un tono moreno. Para que tengas una mejor idea de este tipo de piel podemos mencionar a Nicole Kidman o Meryl Streep como ejemplos. Siempre deben resguardarse bajo sombra sobre todo en playas, piscinas o al aire libre; para tomar el sol deben preparar su piel con fotobronceadores y suplementos alimenticios. Aun en días nublados requieren protección solar, acudir al medico para revisión de manchas o lunares; si esta piel llegara a quemarse tendrían que usar sustancias calmantes y refrescantes a base de aloe vera y vitamina E. Se recomiendan los autobronceadores.

Tipo II: nórdica

Es clara, casi transparente; este tipo se caracteriza por el cabello rubio y los ojos azules o verdes. Se quema inmediatamente y raramente se broncea; esto puede obedecer a que no produce melanina y, si lo hace, el color deseado tarda en aparecer. Nunca deben exponerse demasiado al sol con el propósito de broncearse porque pueden tener serias complicaciones. Para que identifiques este color de piel puedes imaginarte a Uma Thurman o a Carolina Kurkova.

Una recomendación importante es aplicarse protector solar 30 minutos antes de ir a la playa o piscina, o exponerse al aire libre; deberá usarse cada 4 horas ya que una sola aplicación no protege. Si perteneces a esta clasificación, deberás tomar sol después de las 4 de la tarde y mantener tu piel hidratada antes de exponerte al sol. Se recomienda tomarlo de forma gradual, sin superar los 10 minutos por día. Asimismo usar sombreros, viseras, gorros o sombrillas para evitar el daño y la aparición de arrugas prematuras.

Tipo III: española

Es blanca, color marfil o morena clara; cabello castaño claro o rubio oscuro, ojos oscuros, café claro o verdes. Se quema notablemente durante las primeras horas al sol, posteriormente se broncean sin problemas.

Debe exponerse durante 15 minutos los primeros tres días, usar un factor de protección alto y cuando ya esté ligeramente bronceada bajar el numero de protección. También es necesario utilizar bronceador y protector varias ocasiones durante el día.

Se recomienda a estas personas que los productos utilizados contengan antioxidantes para reducir el daño en células de la piel. También el uso de visera y gafas al exponerse al sol. Deben proteger su cabello de los residuos de sal o cloro mediante sombrero o visera, además de lentes. Tras la exposición solar deberán utilizar productos reparadores y mascarillas.

Tipo IV: morena o latina

Tostada o aceitunada, ojos negros, cabello castaño o negro. Este tipo de piel no tiene ningún problema con la exposición solar, se broncea con facilidad y adquiere un color envidiable.

La melanina que produce es buena en cantidad y calidad. Pero recordemos que toda exposición prolongada al sol causa daño, y este tipo de piel no es la excepción. Puedes imaginar su color pensando en Penélope Cruz o Halley Berry.

Si tienes este tipo de piel, requieres protección solar; evita el uso de perfumes o desodorantes con alcohol, pues pueden producirte manchas oscuras. Mantén tu piel hidratada, de lo contrario puede descamarse al estar seca y tu bronceado durará menos. Utiliza cremas y mascarillas para el cabello, contrarrestan los efectos del sol.

Ya conoces lo bueno y lo malo de la exposición al sol y los daños que ocasiona en la piel su abuso; ya identificaste qué tipo de piel tienes de acuerdo con las clasificaciones citadas, así como algunos tips... ¡pero eso no es todo! Ahora sabrás más sobre cómo protegerte del sol. Mis recomendaciones son las siguientes:

1. Evita exposiciones solares entre 10 de la mañana y 4 de la tarde, por la perpendicularidad de la radiación. A esta hora los rayos solares son más dañinos.

2. Planifica tus actividades físicas y deportivas al aire libre fuera del horario mencionado.

3. Debes conocer la regla de la sombra y aplicarla siempre: consiste en cubrirte de los rayos del sol cuando tu sombra en el suelo es menor a tu propia altura.

4. Aun en días nublados, no olvides protegerte, los rayos UV atraviesan las nubes y se reflejan en agua, arena, etcétera, igual que en un día soleado, provocando daños en tu piel.

5. Busca siempre espacios con sombra o establécelos, si estás en lugares donde no la hay, lleva una sombrilla, gorro o sombrero.

6. La ropa es un elemento muy importante para protegerte del sol, ya que cubrirá parte de tu piel. Trata de cubrirte lo más posible hombros, brazos y piernas. Si puedes utilizar ropa holgada, mejor; de manga larga si el clima lo permite; no muy abierta para que se refleje la luz y evites el calor.

7. Otro elemento importante es el color de la ropa. Clara resulta muy fresca porque refleja los rayos infrarrojos que aportan calor, pero oscura protege mejor contra los rayos UV. Se recomiendan colores correspondientes a la gama del azul o el rojo, brillantes o fluorescentes.

8. Si te gustan los sombreros, adelante: son un aliado perfecto para protegerte (ayudan a evitar el cáncer de piel que aparece sobre todo en la cara y el cuello). Si te inclinas por éstos prefiere que sean de ala ancha (mínimo de 8 centímetros para una buena protección) porque te cubren cabeza, cara, orejas y cuello. No son recomendables gorras o viseras porque no cubren totalmente zonas de la cara expuestas al sol.

9. Los lentes de sol, asimismo, te protegen; utiliza con filtro solar UV-A y UV-B, pues según reciente información científica estas radiaciones pueden ocasionar cataratas. Un estudio realizado por el Instituto de Meteorología IBImet de Florencia, Italia, menciona que los ojos son 20 veces más sensibles a los rayos ultravioleta que la piel; por ello se recomienda el uso de lentes oscuros cuando estés al

aire libre, sobre todo en verano (playa, alberca, río...), de 10 de la mañana a 4 de la tarde, y principalmente a medio día.

En la práctica de deportes extremos como alpinismo o esquí, es muy importante tener en cuenta el consumo de medicamentos, pues algunos pueden producir fotosensibilidad.

Es importantísimo, según advirtió el doctor Zipoli, que los lentes utilizados estén certificados, ya que su grado de oscuridad no determina una mayor capacidad para bloquear los rayos ultravioleta. Las lentes deberán ser fotocromáticas para que absorban mejor los rayos UV; los cristales deben guardar la luz alrededor de los marcos y de los ojos. Por lo anterior no es recomendable comprar lentes en la playa o lugares públicos, a fin de ahorrar unos pesos. Recuerda que pones en riesgo a tus ojos.

10. Es muy importante consumir líquidos diariamente. Una piel bien hidratada está mejor protegida del daño solar. Incluye en tu dieta frutas y verduras frescas para incrementar el aporte de antioxidantes, principalmente alimentos que contenga vitamina A y sus derivados (betacarotenos).

Prueba estos 10 puntos y sin duda tu piel te lo agradecerá, porque la estás protegiendo adecuadamente de los rayos UV, al tiempo que la mantienes saludable y bella.

Poco a poco vamos integrando un conjunto de factores esenciales antes de exponernos al sol. Nos falta un complemento muy importante y quise dejarlo aparte porque, debido a su gran importancia, es preciso que lo conozcas bien y no te engañen al comprar tus cosméticos. Me refiero a los protectores solares, que por la desinformación sobre sus componentes y funciones, insisto, merecen ser tratados en otro apartado.

Rayos inclementes
Grados de exposición a los rayos ultravioletas (UV) en entornos estivales

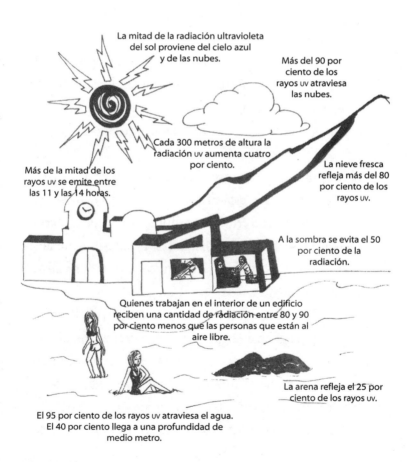

La mitad de la radiación ultravioleta del sol proviene del cielo azul y de las nubes.

Más del 90 por ciento de los rayos UV atraviesa las nubes.

Cada 300 metros de altura la radiación UV aumenta cuatro por ciento.

La nieve fresca refleja más del 80 por ciento de los rayos UV.

Más de la mitad de los rayos UV se emite entre las 11 y las 14 horas.

A la sombra se evita el 50 por ciento de la radiación.

Quienes trabajan en el interior de un edificio reciben una cantidad de radiación entre 80 y 90 por ciento menos que las personas que están al aire libre.

La arena refleja el 25 por ciento de los rayos UV.

El 95 por ciento de los rayos UV atraviesa el agua. El 40 por ciento llega a una profundidad de medio metro.

Protectores solares

La terminología empleada en estos productos puede causar gran confusión, pues se habla de protector solar, pantalla solar, filtro solar, bronceador, etcétera. Para un mayor entendimiento considera lo siguiente: los protectores solares son preparaciones semisólidas o fluidas de emulsiones que contienen un agente antisolar o filtro, además de cosméticos.

Las presentaciones pueden ser en cremas, suspensiones, lociones, aerosoles, spray y, recientemente, se hacen investigaciones para una presentación oral. Los protectores solares se pueden clasificar de la siguiente manera:

- Filtros físicos que actúan como pantalla: impermeables a la radiación solar, actúan sobre la radiación por reflección; dejan pasar los rayos ultravioleta, pero el principal problema es que deben aplicarse cada 4 horas. Los más utilizados son los de óxido de zinc, dióxido de titanio y mica.

- Los filtros solares que reflejan y absorben parte de los rayos ultravioleta actúan por absorción. Como cosméticos son aceptables y pueden encontrarse en forma de cremas, polvos, spray, gel y suspensiones; los más conocidos son PABA (ácido para-aminobenzoico), los ácidos cinámico y sulfónico, alcanfor, benzofenona y dibenzolilmatano.

Un número indica el llamado factor de protección solar (SPF, por su siglas en inglés); entre más alto el número, mayor la protección. Este factor es un elemento asociado con los productos solares y en ocasiones no sabemos interpretarlo correctamente. Para no equivocarte al elegir, un factor de protección solar es igual o mayor a 15; por eso, un protector solar que tiene un SPF menor a 15, ¡no es un protector solar!

La piel comienza a quemarse después de 10 minutos de estar expuesta al sol. Para calcular el tiempo de exposición protegida debes multiplicar el FPS del producto por 10 minutos; luego de esta operación sabrás cómo aplicarte el producto. Por ejemplo: si la piel de una persona enrojece a los 10 minutos de contacto con el sol, usando un factor 15, tardará 150 minutos en desarrollar eritema solar.

• Un protector solar con FPS 15 puede absorber más de 92 por ciento de la radiación UVB.

• Un protector solar con FPS 30 absorberá más de 97 por ciento de esa radiación.

La FDA (organismo que garantiza a los pacientes productos farmacológicos, cosméticos y alimenticios) clasifica los protectores solares en una escala donde 30 es el factor de protección solar (SPF) permitido.

En el siguiente cuadro encontraras qué factor de protección solar debes utilizar según tu piel, identificado en las etiquetas de los protectores con las siglas SPF.

Tipo de piel	SPF	Protección
1. Muy blanca o rosada	30	Ultra elevada
2. Blanca	12 a 30	Muy elevada
3. Morena clara	8 a 12	Elevada
4. Morena moderada	4 a 8	Moderada
5. Morena oscura	2 a 4	Mínima
6. Negra	2 a 4	Mínina o ninguna

Muchas veces la radiación solar que llega a tu piel supera lo que puedes resistir; entonces necesitas esta protección adicional, pues ayuda a prevenir quemaduras y cambios degenerativos en tu piel causados por rayos ultravioleta.

Estos productos deben tener las siguientes características:

• Estables a la luz solar.
• Absorber completamente la radiación UVB y dejar pasar algunos rayos UVA cuando sea bronceador; si es bloqueador absorberá también estos últimos.
• No ser irritantes ni sensibilizadores.
• Ser tolerados por la piel y las mucosas.
• De fácil aplicación.
• Estables en presencia de sudor.
• Resistentes al agua salada o clorada.
• Sus aplicaciones deben ser cada 2 ó 3 horas cuando haya una exposición continua.

Los óxidos de titanio y zinc son dos componentes básicos que se deben buscar al adquirir un bloqueador, ya que rechazan más los rayos solares. Debes aplicar el protector solar una hora antes de exponerte al sol; durante este tiempo tu piel lo absorberá y estarás mejor protegido.

Es necesario que utilices productos cosméticos con principios activos que calmen los efectos que pueda producir el sol a fin de hidratar y refrescar, evitar ardor, inflamación, cicatrices y, principalmente, para regenerar la piel.

Autobronceadores

Hace 30 años, aproximadamente, los autobronceadores entraron al mercado sin éxito alguno; todo mundo prefería recibir los rayos solares; además de tener mal olor, dejaban en la piel un color amarillento. Gracias a investigaciones en el campo de la cosmética, sus fórmulas han cambiado, tienen mayor demanda y es la forma más segura de obtener un bronceado sin sol y, por lo tanto, sin riesgos. Los podemos encontrar en gel, spray, toallitas, crema o espuma, y en tonalidades que ofrecen una apariencia más natural.

Técnicamente es una coloración artificial de la piel mediante un activo autobronceador llamado dihidroxiacetona (DHA), superficial y rápidamente reversible. Con dejar de aplicarse, la piel recobra su color original. Se mezcla en diversas concentraciones que van de 2 a 5 por ciento y que se absorben en las capas más superficiales de la piel. Al contacto con el aire se oxida y deja un color pardo, similar al del bronceado natural.

Pero la mayoría de los autobronceadores incluyen entre 3 y 6 por ciento del activo; de ahí las diferentes versiones para pieles claras u oscuras. En función de lo anterior, el color puede ir del anaranjado al marrón tostado, por lo cual siempre es conveniente probar el autobronceador en alguna zona de la piel antes de extenderlo por la cara o todo el cuerpo.

La DHA hace que la piel cambie de color y es inocua para ella, pero la protege de radiaciones ultravioleta, pues estos productos suelen acompañarse de protectores solares. La DHA es una molécula muy grande a la que le es imposible penetrar en capas profundas de la piel, lo que garantiza su inocuidad; provoca una reacción fotoquímica que actúa únicamente en la superficie de la epidermis, coloreando los aminoácidos de las capas más superficiales y reaccionando con la propia proteína de la piel llamada queratina.

Los nuevos autobronceadores incorporan en su fórmula hidratantes y vitaminas, además de agentes exfoliantes tipo AHA. Deben extenderse bien para evitar asimetrías o irregularidades estéticas y el color dura unos días. En los dos últimos años, firmas cono Décleor y Lancaster han sustituido el DHA por un ingrediente vegetal llamado *mahakanni* que produce idénticos resultados.

Conseguir tonos de piel mediante autobronceadores depende de la cantidad aplicada, del ph y del tipo de piel, rasgo determinado genéticamente por los aminoácidos.

Está demostrado que pieles secas se autobroncean más fácilmente que las grasosas. Si el tono logrado en una primera sesión te parece muy claro, puedes volver a aplicarte el producto tres horas después. Si logras el color deseado y deseas mantenerlo, repite estas aplicaciones dos veces por semana. Si ya no quieres el color, interrumpe la aplicación y desaparecerá gradualmente con el baño.

Recuerda que una de las características principales de los autobronceadores es que poseen humedad y suavizan la piel. Para obtener buenos resultados es importante exfoliar la piel, princi-palmente las zonas más rugosas, como codos, rodillas y talones; debes extenderlos homogéneamente en todo el cuerpo y la cara, evitando el contorno de los ojos, cejas y entradas del cabello. Es recomendable que te laves las manos y principalmente las uñas después de la aplicación para evitar que adquieran el color. Asi-mismo, esperar 30 minutos para vestirte y una hora para bañarte. Para evitar cambios en el color no es recomendable la utilización de maquillaje, perfumes y lociones corporales antes de dos horas. Nunca mezcles diferentes autobronceadores.

Bronceado con pistola de aire

Novedoso método llamado también golpe de pistola, que está revolucionando el mundo de los autobronceadores. Ofrece en pocos minutos (dos para la cara y ocho para el cuerpo), de manera segura y sin quemar la piel, un bronceado natural que evita daño y envejecimiento prematuro. Los resultados son inmediatos, sin manchar la ropa. La aplicación se hace con pincel de aire y una compresora que distribuye uniformemente el líquido, dando la apariencia de un bronceado natural, uniforme y sin riesgos.

La solución, al entrar en contacto con la piel, se oxida y produce el color deseado en la piel; la ventaja de este método es que no tiñe cabello, cejas ni uñas, como los autobronceadores; el color dura entre 10 y 15 días dependiendo de la concentración y marca del producto.

Antes de la aplicación se recomienda que la persona esté recién bañada, pues la piel debe estar muy limpia, libre de cremas, perfumes y desodorante; si existe vello en alguna zona, deberá ser depilada o afeitada previamente.

Entre otros beneficios, son más durables que una crema bronceadora, más efectivos y se aplica fácil en cualquier parte del cuerpo; hay variedad de tonos a escoger y se logra un bronceado de apariencia natural.

Camas de bronceado

En muchas partes del mundo hay una obsesión enfermiza por estar bronceado todo el año, principalmente en países en los que prevalece el clima lluvioso y frío. Médicos de Gran Bretaña denominaron a esta adicción "tanorexia".

Una persona tanoréxica utiliza camas de bronceado hasta cinco días de la semana. La alarmante realidad del bronceado artificial es "el alto porcentaje de adolescentes que usan cabinas de bronceado", advierte el doctor Darius Karimipour, profesor del Departamento de Dermatología del Sistema de Salud de la Universidad de Michigan.

Hoy existe un gran numero de salones que ofrecen diferentes opciones, paquetes o promociones con los equipos más sofisticados para broncearse en 12, 15 y 20 minutos, en sesiones confortables, con aire acondicionado, música, brisa marina, etcétera, para que te sientas como en la playa.

Pero, ¿te han dado la información adecuada de lo que puede ocurrir si te haces adicto? ¿Sabías que la exposición a más de dos sesiones a la semana, o más de 50 al año, te convierten en candidato potencial al melanoma, tumor de células pigmentarias, uno de los más peligrosos según advierte la Organización Mundial de la Salud (OMS)?

Estas camas proyectan comúnmente 95 por ciento de rayos ultravioleta UVA, que emite el sol cuando te expones a él, y cinco por ciento de rayos ultravioleta UVB. Los dermatólogos dicen que están directamente relacionados con alteraciones del ADN celular, reacciones alérgicas y tóxicas, lesiones tumorales y envejecimiento prematuro de la piel, además de la aparición de cataratas y, lo más preocupante, cáncer de la piel.

Esto se debe a que los rayos UVA penetran profundamente en la piel y provocan lesiones importantes, desde eritemas hasta melanomas. La OMS recomendó que menores de 18 años no utilicen estas camas de bronceado artificial porque aumentan su posibilidad de sufrir cáncer.

De acuerdo con una nota difundida por Notimex, el jefe del servicio de Dermatología del nuevo Hospital Civil de Guadalajara, Tranquilino Guillén Gutiérrez, aseguró que los rayos ultravioleta que irradian las camas solares a cuerpos desprovistos de color aumentan las posibilidades de cáncer de piel.

Un comunicado de la Universidad de Guadalajara (U de G) indicó que en el hospital civil de esta ciudad "cada semana atienden a entre cuatro y cinco pacientes con cáncer de piel ocasionado por camas de bronceado". ¿Sabías esto?

Es bueno advertir que la falla principal de los spa o gimnasios que ofrecen bronceado artificial es la longitud de onda de la luz ultravioleta (UV) que emite la cama solar y, sobre todo, que aceptan a cualquier persona sin importar su tipo de piel.

Recuerda que los fototipos de piel son IV; las personas que tienen menor peligro de contraer cáncer pertenecen a los foto-

Sol

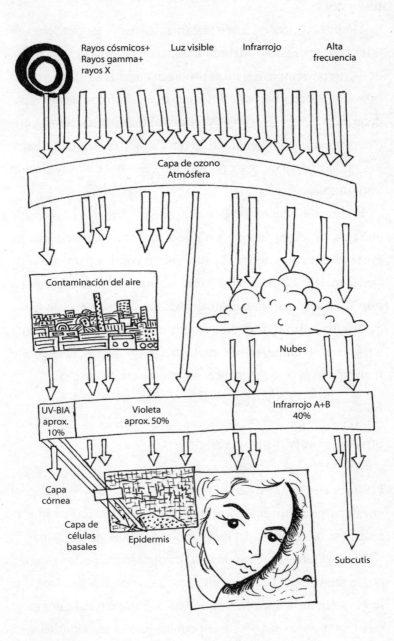

Rayos cósmicos+
Rayos gamma+
rayos X

Luz visible

Infrarrojo

Alta
frecuencia

Capa de ozono
Atmósfera

Contaminación del aire

Nubes

UV-BIA aprox. 10%	Violeta aprox. 50%	Infrarrojo A+B 40%

Capa
córnea

Capa de
células
basales

Epidermis

Subcutis

tipos tres y cuatro, mientras el mayor riesgo está en los fototipos uno y dos.

Después de tres o cuatro sesiones, las personas pueden contraer cáncer de piel —debido a deficiencias del sistema inmune—, herpes simple y, si no se protegen bien los ojos, desarrollar cataratas, entre otros padecimientos oculares. Si las personas padecen colagenopatías (artritis reumatoide, lupus, esclerodermia o dermatomiositis) tienen un riesgo elevado de presentar lesiones en la piel, debido a que son muy sensibles a la radiación fotolumínica.

El director general de Regulación Sanitaria de la Secretaría de Salud en Jalisco, José de Jesús Becerra Soto, reconoció que no existe en el estado, ni en el país, ningún control para el uso de camas solares. Otros efectos dañinos provocados por la exposición al sol son: deshidratación, quemadura, alteración del sistema de defensa natural de la piel, reacciones fotoquímicas anormales, fotosensibilidad, fotodermatosis, cáncer de piel. Recuérdalo siempre: ¡todo tipo de bronceado es una lesión a la piel!

Envejecimiento prematuro

El 90 por ciento de los cambios que sufre nuestra piel obedece al envejecimiento prematuro, motivado por los daños que la radiación ultravioleta del sol provoca en el ADN de las células.

El envejecimiento cronológico está dictado por nuestros genes; por lo tanto, es inevitable. ¿Has notado que existen personas que representan menos edad de la que tienen? Se caracterizan por tener piel con arrugas finas y una peor respuesta inflamatoria; su cicatrización es más lenta, tienen mayor riesgo de infección y menor inmunidad. Sólo presentan tumores benignos.

El fotoenvejecimiento es el envejecimiento prematuro o agregado, llamado también *actínico* o *fotodaño;* se presenta por las condiciones de vida que llevamos y la exposición inevitable al medio ambiente, así que al no atender sus efectos lo aceleramos. Pero debemos recordar que los abusos y excesos no llevan a nada bueno.

El sol es la causa principal de envejecimiento prematuro y el responsable de las manchas que presenta la piel, así como de las líneas de expresión, arrugas o surcos. Asimismo, de producir cáncer de piel. Los rayos solares son acumulativos y la cantidad que admite una persona es limitada. Si abusa, empiezan a notarse alteraciones producidas por el envejecimiento solar. El fotoenvejecimiento forma también arrugas, torna la piel áspera, seca y sin elasticidad, con alteraciones de pigmentación (manchas), capilares rotos y, en casos graves, tumores cutáneos precancerosos.

Muchas veces nos dejamos llevar por modas o imitaciones. Por ejemplo, el deseo de tener una piel morena surgió en el siglo pasado, con la liberación de la mujer y los nuevos usos sociales que permiten a hombres y mujeres disfrutar del aire libre y los deportes. Sin embargo, hoy tratamos de cambiar algunas de estas actitudes; principalmente, la de tomar sol exageradamente, pues se ha demostrado que en demasía provoca envejecimiento precoz en mujeres y hombres.

Otros factores, como la pérdida masiva de peso, el acné, el uso o abuso de sustancias tóxicas o las etapas de angustia y depresión aceleran el envejecimiento. Los cambios bruscos del tiempo como viento y frío también contribuyen.

El primer fenómeno evidente es la deshidratación. La piel pierde agua, sobre todo cuando andamos descubiertos bajo un sol intenso. La piel deshidratada presenta un aspecto estriado y, al tacto, una sensación desagradable. La pérdida de líquidos es además un factor de descompensación orgánica que puede llevar al "golpe de calor" o insolación; cuando se pierde agua por deshidratación, se pierde una sustancia llamada matriz extracelular, que por su capacidad calorífica tiende a disipar el calor; de esta manera, una piel deshidratada se quema más rápido y las células sufren apoptosis acelerada (daño celular) engrosándose y a veces necrosándose directamente. El daño en ocasiones es irreparable: aspecto envejecido, manchas, inflamación, descamado prematuro.

Las manchas, notables con el paso del tiempo, se denominan hiperpigmentaciones y pueden ser:

- *Cloasma o melasma:* aparecen en mujeres embarazadas o que toman anticonceptivos; se observan en frente, mejillas y barbilla; en ocasiones desaparecen al final de la gestación o con la suspensión de los anticonceptivos. En la actualidad, aunque en menor grado, también se presentan en el hombre. En mi experiencia como médico dedicado a la estética, puedo mencionar que he tenido casos de hombres con esta clase de hiperpigmentaciones y después de un año de tratamiento hemos logrado desaparecerlas totalmente.

- *Pecas:* manchas localizadas en la piel que ha sido expuesta a radiación solar. Son manchas pardas que contienen melanina; no son dañinas aunque determinan un problema estético. El factor desencadenante es la radiación UVB que estimula la producción de melanina masiva en numerosas áreas pequeñas. La predisposición a generarlas es genética y aparecen principalmente en piel blanca. Se atenúan en invierno y reaparecen en verano, oscureciéndose por la fotoxidación de la melanina que produce la UVA.

- *Lentigo senil;* llamado también lentigo solar, produce manchas parecidas a las pecas, tienen otro tono y salen en la cara y el dorso de las manos.

- *Lentigo hepático:* como su nombre lo indica, son de origen hepático y no tienen relación con la exposición al sol. Hay que darles seguimiento porque pueden malignizarse, abultarse y generar pequeñas hemorragias.

- *Dermatitis de Berloque:* hiperpigmentación generada por la exposición al sol luego de la aplicación de perfumes o agua de colonia. Semejante a manchas con estrías o en forma de gota.

- *Púrpura o telangiectasisas:* hemorragias o dilataciones capilares. La dilatación de los microcapilares puede conducir a una extravasación de líquido a nivel periorbital, causando ojeras.

Te preguntarás cómo puedes evitar el fotodaño. Te diré que evitar mucho sol es primordial; debes agregar el uso de cremas con vitamina C o tretinoina asociadas a alfahidroxiacidos (AHA) para las regiones de mayor exposición, como cara, "V" del cuello y dorso de los brazos. Además, debes utilizar cremas hidratantes y emolientes asociadas a las vitaminas E y D —pantenol— para el cuerpo. Debes llevar una dieta equilibrada, hiperprotéica y balanceada, siempre asociada con el ejercicio. El agua es importante, por lo que te recomiendo ocho vasos al día. Los antioxidantes, como las vitaminas E, C y betacarotenos también pueden incluirse en la rutina para lograr excelentes resultados. Puedes utilizar también retinol y retinoides, efectivos para retardar el envejecimiento cutáneo.

Cuatro

Vitaminas

¿Cuántas veces te has preguntado, al sentirte cansado o estresado: me hará falta alguna vitamina? ¿Cuántas veces le has preguntado a algún amigo cuál será la vitamina que te hará sentirte bien? ¿O acudes desesperado al doctor para que te recete vitaminas, y si no lo hace lo juzgas mal?

Debo decirte que estás en un grave error: las vitaminas no aportan energía, que es lo que buscas, ni tampoco calorías; por lo tanto, es una gran mentira que las vitaminas engordan. ¿Cuántas veces has escuchado: "Yo no tomo vitaminas porque engordo"? Entonces debes saber que las vitaminas le permiten a nuestro cuerpo aprovechar los elementos energéticos de la alimentación, beneficiando a las células de nuestro organismo, que las utilizan para elaborar enzimas, éstas regulan reacciones químicas y nos permiten estar sanos, llevar una vida saludable.

Pero, ¿qué son las vitaminas? Sin profundizar demasiado en términos científicos, son un grupo de sustancias orgánicas que se encuentran en cantidades mínimas en alimentos naturales, ya que nuestro cuerpo no puede crearlas aunque sean vitales para el buen funcionamiento de nuestro metabolismo. Podemos decir que la mayor fuente ambiental de vitaminas es la dieta diaria, aunque existen excepciones, como la de la vitamina D, formada en la piel mediante la exposición a los rayos solares. Las vitaminas K, B1, y B12, así como el ácido fólico, se forman en pequeñas cantidades en la flora intestinal o en el hígado mediante precursores como la vitamina A o los carotenos.

Desde 1912 se estudió profundamente todo lo relacionado con las vitaminas. El científico inglés F. Hoapkis descubrió en un experimento realizado con ratas bajo una dieta sintética (carbohidratos, proteínas, lípidos y minerales), que estos animales detenían su crecimiento con esta alimentación; sin embargo, la leche fresca lo impulsaba. La ración de leche permitió encontrar rápidamente que grasa y acuosa eran indispensables para el crecimiento, y a los componentes esenciales (todavía desconocidos) se les llamó vitamina A (presente en la grasa) y vitamina B (en la fracción acuosa). Este fue el inicio de las investigaciones sobre el enorme poder de las vitaminas y su existencia en los alimentos. La palabra vitamina proviene del latín: *vita,* que significa "vida", y *amina,* que significa "necesaria para la vida"; este término fue propuesto por el bioquímico Casimir Funk.

Veinte años bastaron para identificar todas las vitaminas. Se produjeron en forma sintética y se estableció su función en los procesos nutritivos. Primero se les asignaron letras; posteriormente, al conocer más sobre su estructura química, tuvieron nombres científicos; sin embargo, hoy todos las conocemos y nombramos por letras.

Tras un largo proceso de investigaciones y descubrimientos, sabemos actualmente que existen 13 vitaminas indispensables en nuestra alimentación. Gracias a ellas podemos erradicar graves enfermedades, que en su momento fueron un terrible azote para la humanidad.

Son consideradas como nutrientes ya que el organismo las necesita para aprovechar otros nutrientes y participar de los procesos metabólicos.

Debo insistir en que las vitaminas son consideradas nutrientes porque el organismo las necesita para aprovechar otros nutrientes. Se pueden clasificar, de acuerdo con su solubilidad, en:

- *Hidrosolubles:* solubles en agua, se encuentran especialmente en frutas y verduras frescas; a diferencia de las liposolubles, no se acumulan en el organismo, pues pueden ser eliminadas en la orina; dentro de este grupo se encuentran la vitamina C y las del grupo B.

- *Liposolubles:* solubles en grasa, se ingieren con los alimentos que las contienen (leche, yema de huevo, aceites vegetales). El exceso puede ser tóxico para el organismo; este grupo está integrado por las vitaminas A, D, E y K.

Individualmente, las vitaminas son diferentes en cuanto a función y estructura. En grupo cumplen funciones especificas; por ejemplo: las hidrosolubles se almacenan en cantidad limitada y se requiere su consumo frecuente para garantizar su acción en los tejidos. En cambio, las liposolubles se almacenan en grandes cantidades, provocando alta toxicidad en comparación con las hidrosolubles.

Hay vitaminas hidrosolubles y liposolubles que, además de cumplir con su función específica, tienen otras tareas; por ejemplo: las vitaminas hidrosolubles también participan como cofactores y las liposolubles, como la A y la D, se comportan como hormonas para interactuar con otros receptores en células específicas.

Es importante mencionar que con una dieta equilibrada y abundante en productos frescos y naturales, tendremos todas las vitaminas necesarias para que nuestro organismo funcione de manera adecuada, sin recurrir a suplementos químicos o herbolarios; pero bien sabemos que, en cuanto a alimentación, la nuestra no es siempre la más equilibrada, pues invariablemente tenemos *agregantes*: pasteles, galletas, tortillas, condimentos, grasas, etcétera. Y estos *agregantes* desequilibran todo y entonces nuestras necesidades biológicas requieren incrementar las vitaminas. Si a esto agregamos alcohol y tabaco, pues mucho peor, porque hay mayor gasto de vitaminas y debemos recurrir a los complementos vitamínicos. Pero consideremos seriamente que cualquier vitamina sintética no puede sustituir a las de los alimentos o a las que se extraen de productos naturales, como el germen de trigo.

Cabe aclarar que aunque las moléculas de vitaminas sintéticas contengan los mismos elementos estructurales que las orgánicas, en ocasiones su configuración no es igual y, por lo tanto, sus propiedades no son las mismas. En el mercado hay muchas vitaminas con estas características, por lo que muchos vendedores de productos "naturales" las ofrecen engañando al consumidor disfrazadas de producto natural y de gran beneficio. Por ello, si deseamos consumir cualquier vitamina o complemento alimenticio, debemos consultar antes a un especialista en la materia.

Es muy importante tener esto en cuenta, ya que la carencia de una vitamina frena o paraliza la acción en la que está implicada; si tomamos vitaminas o seudovitaminas naturales, dicha acción no se llevará a cabo al 100 por ciento. Por ejemplo, el ácido ascórbico (vitamina C) es esencial para la enzima prolinhidroxilasa, que intervine en la síntesis de colágeno; así, una vitamina C de mala calidad no realizará correctamente la elaboración completa de colágeno.

Las vitaminas hidrosolubles son absorbidas por el intestino; el sistema circulatorio las transporta hacia los diferentes tejidos donde se utilizarán para una función específica. Cuando nos autorrecetamos vitaminas hidrosolubles y se exceden los requerimientos necesarios, no hay problema, pero resultan inútiles, pues sólo una pequeña porción irá a los tejidos; el resto será eliminado a través de la orina.

Las vitaminas liposolubles también son absorbidas por el intestino con ayuda de sales biliares y luego son trasportadas por el sistema linfático; este grupo de vitaminas sí puede almacenarse en grandes cantidades. El órgano de almacenamiento para las vitaminas A y D es el hígado, mientras que la E se acumula en el tejido adiposo (grasa); la vitamina K se almacena en muy poca cantidad.

La administración de vitaminas siempre debe ser bajo estricto control médico. Debemos considerar que actualmente hay numerosos productos llamados suplementos alimenticios, complementos alimenticios, multivitamínicos o productos con nombres similares que, en vez de ayudarnos, nos pueden causar reacciones secundarias y perjudicarnos; se venden según la demanda, sin saber si el laboratorio que los fabrica cumple con los requisitos adecuados en cuanto a su elaboración. Por eso es muy importante leer siempre la etiqueta del producto.

Una dieta variada y equilibrada debe contener alimentos crudos o naturales para obtener todas las vitaminas en cantidad suficiente. Es muy importante mencionar que durante la conservación o cocción, los alimentos pueden sufrir pérdidas importantes de vitaminas, principalmente las hidrosolubles. Para recuperar parte de esta pérdida podemos utilizar el agua de la cocción de verduras para preparar sopas, caldos, guisados, etcétera, aunque ojo, de las vitaminas liposolubles podemos prescindir durante algunos días.

Si consideramos un almacenamiento a temperatura ambiente de 20°C (69°F) una legumbre verde pierde 35 por ciento de su vitamina C. Considerando un almacenamiento en heladera convencional de 4°C (35°F) la pérdida de vitamina C en un día será de 10 por ciento.

El almacenamiento de jugo de naranja natural al alcance de la luz hace que pierda gran parte de su contenido vitamínico, tanto por la luz como por la temperatura a la que se encuentra. Debemos tomar en cuenta que el jugo de naranja pierde la mitad de su contenido en vitamina C, media hora después de haber sido exprimido.

Lo que se descarta y/o no se consume de muchas frutas y legumbres representa una gran pérdida de su potencial vitamínico.

Por ejemplo, pelar una pera elimina parte de las vitaminas B2, B3, ácido fólico (llamado también B9) y C; descartar la cola de la zanahoria elimina parte de las vitaminas B1, B2 y B3 contenidas en ella. Al momento de la cocción, la pérdida de vitaminas es inevitable. El agua, el calor y el tiempo disminuyen el nivel vitamínico de cualquier porción por oxidación acelerada del contenido. Esto no va a hacer que dejemos de hervir un vegetal, pero es útil conocerlo, dado que su contenido vitamínico será inferior al natural.

Para tener una mejor idea de las vitaminas, las analizaremos de la siguiente manera:

Vitaminas hidrosolubles

Las del complejo B se agrupan en una misma clase porque originalmente se aislaron de la misma fuente; comprenden: B1 o tiamina, B2 o riboflavina, B3 o niacina, B6 o piridoxina, B12 o cianocobalamina. Hay otros compuestos que se creían vitaminas, como la adenina (B4), el ácido pantoténico (B5), la colina (B7), la biotina (B8) la carnitina (B11), el ácido orótico (B13), la xantopterina (B14) y el ácido pangámico (B15).

Todos estos compuestos son hidrosolubles y, por lo tanto, de simple asimilación, metabolización y eliminación; y aunque no nos extenderemos en ellos, cumplen una función específica. Las vitaminas consideradas del grupo B están presentes en alimentos vegetales y animales, excepto la cobalamina y el ácido fólico, ausentes en éstos.

Vitamina B1 o tiamina

Beneficios. Excelente para el buen funcionamiento del sistema nervioso, así como del sistema músculo-esquelético; esencial para la formación de glóbulos rojos; tiene un papel fundamental en la captación de glucosa y es importante para el crecimiento y el mantenimiento de la piel.

Carencias. Cuando falta esta vitamina se puede detectar su escasez en sangre y orina; su deficiencia es muy frecuente en mujeres embrazadas, ancianos y personas con dietas bajas en calorías. Su ausencia genera irritabilidad, pérdida de apetito, anorexia, fatiga persistente, adormecimiento de piernas por presión arterial baja y descenso de temperatura del cuerpo.

No olvides. La ingesta excesiva de alcohol puede ocasionar carencia de esta vitamina en el organismo.

Vitamina B2 o riboflavina

Beneficios. Interviene en todos los procesos relacionados con la respiración celular; ayuda al sistema inmunológico; mantiene en buen estado las mucosas que forman el aparato respiratorio y digestivo. Es necesaria para la integridad de piel, uñas y cabello; además, es excelente para tener una buena visión, por su actividad oxigenadora.

Carencias. El uso prolongado de anticonceptivos y antidepresivos baja los niveles de vitamina B2; nerviosismo, depresión y falta de energía pueden ser síntomas de esta carencia. Genera trastornos bucales, como labios resecos, inflamación de comisuras de los labios, inflamación de lengua; en la piel provoca dermatitis seborreica y caída del cabello.

No olvides. En personas mayores, un buen nivel de vitamina B2 mantiene vivos sus recuerdos; además, conserva en buen estado las superficies húmedas del cuerpo, como ojos, boca, lengua y vagina.

Vitamina B3 o niacina

Beneficios. Para que no te confundas, aclaro que esta vitamina tiene otros nombres; también se conoce como vitamina PP (*Pelagrum preventing*, esto es: preventivo contra la enfermedad llamada pelagra, conocida como las tres D: diarrea, dermatitis y demencia). Es importante para un buen funcionamiento circulatorio, respiratorio y del sistema nervioso. La vitamina B3 ayuda a mantener normal el nivel de glucosa en la sangre; participa en el metabolismo de hidratos de carbono, proteínas y grasas, en la circulación sanguínea y en la cadena respiratoria. Interviene en el crecimiento, en el funcionamiento del sistema nervioso y en el buen estado de la piel. Es necesaria para el buen funcionamiento del cerebro e interviene en la elaboración de determinados neurotransmisores como la serotonina, en parte responsable de mantener nuestro buen humor.

Carencias. Regularmente no carecemos de vitamina B3, aunque hay situaciones en las que se necesita mayor aporte de ella, como durante el embrazo y la lactancia. También se requiere en grandes cantidades cuando se ingieren antibióticos, cuando hay alcoholismo o alteración en las funciones del hígado, el colesterol y los triglicéridos elevados, y cuando hay mala cicatrización, pigmentación anormal, problemas circulatorios, digestivos y flatulencia.

No olvides. Interviene en la formación de colágeno, necesario para el buen funcionamiento de las células de piel y cabello.

Vitamina B6 o piridoxina

Beneficios. Realmente necesaria para formar glóbulos rojos, células sanguíneas y hormonas, ya que sin ella el organismo no puede elaborarlas. Otra de sus funciones es asimilar grasas, proteínas e hidratos de carbono. La absorción de vitamina B6 se hace por medio del intestino delgado: si no lo mantenemos en estado óptimo, su absorción es pobre. Previene enfermedades nerviosas, como convulsiones y neuritis periférica; problemas de la piel, como dermatitis seborreica, y ayuda a mantener el equilibrio de sodio y potasio en el organismo.

Carencias. Es difícil que se presenten, ya que se encuentra en todos los alimentos que componen la dieta. Cuando se llegan a dar niveles bajos de vitamina B6, se observa debilidad muscular, calambres, apatía, depresión, anemia, náuseas y mareo.

No olvides. La ingesta inadecuada de vitamina B6 puede llevarte a reacciones secundarias, como somnolencia y adormecimiento de extremidades.

Vitamina B12 o cianocobalamina

Beneficios. Recibe también el nombre de cobalamina, factor extrínseco de Castle y de proteína animal. Contribuye al funcionamiento normal de los glóbulos rojos y la produce nuestro organismo; no se encuentra en ningún vegetal, sólo en alimentos de origen animal. La elabora la flora intestinal y se elimina por orina, bilis y heces. Es antianémica, analgésica, estimulante del apetito, protectora hepática y esencial para la síntesis de glóbulos rojos. Mantiene en buen estado el sistema nervioso y utiliza aminoácidos circulantes para formar tejidos.

Carencias. Cuando no se tienen niveles adecuados, esto se refleja directamente en anemias y neuropatías. Esta deficiencia se presenta principalmente en ancianos con gastritis y aclorhidria. Grupos de riesgo: personas que toman muchos medicamentos, ancianos con atrofia gástrica, alcohólicos y vegetarianos estrictos.

No olvides. Si eres vegetariano, necesitas consumir alimentos reforzados con esta vitamina.

Vitamina C

Beneficios. Llamada también ácido ascórbico. Una función importante es la síntesis de colágeno, vital para tejidos tan diversos como dientes, huesos y endotelio capilar. El ácido ascórbico se absorbe con facilidad desde el intestino; los seres humanos y otros primates son los únicos mamíferos conocidos, incapaces de sintetizar ácido ascórbico; en consecuencia, requieren vitamina C en su dieta. Los seres humanos adultos saludables pierden de tres a cuatro por ciento de sus reservas corporales al día. Para conservar una reserva corporal de 1,500 mg de ácido ascórbico o más en un varón adulto, se requiere la absorción de unos 60 mg/día. Otra función clave de la vitamina C, es su participación en la producción de colágeno, sustancia que proporciona estructura a huesos, cartílagos, músculos y tejido vascular. Ayuda a que el hierro se absorba en el intestino y es excelente para captar oxígeno en el organismo liberando hidrógeno; de ahí su importante papel como antioxidante. Además, es excelente protector celular. Junto con la vitamina E tiene efecto sinérgico. Estimula defensas del organismo y evita la formación de nitrosaminas (compuestos químicos cancerígenos formados en el organismo).

Carencias. Es difícil que se presenten, pero pueden ocurrir cuando la vitamina C se encuentra en muy bajas cantidades en los aportes alimenticios.

No olvides. Si fumas, debes consumir el doble de la dosis normal; recuerda que con cada aspirada al cigarro bloqueas la síntesis de vitamina C; por lo tanto, no se producen adecuadamente el colágeno y la elastina, indispensables para la piel; esto ocurre también si tomas anticonceptivos orales o padeces enfermedades infecciosas.

Ahora vamos a conocer más sobre otro tipo de vitaminas.

Vitaminas liposolubles

Vitamina A

Beneficios. La A o retinol la ingerimos en alimentos de origen animal; mientras la pro-vitamina A o carotenoides —que durante su absorción por el intestino se convertirá en retino— es de origen vegetal. Los betacarotenos pueden encontrarse en frutas y legumbres de color rojo, naranja y amarillo, o vegetales de color verde oscuro. Se almacena en el hígado en 90 por ciento y su reserva puede durar viarios meses. La retina es otro tejido donde se almacena. La forma más segura de tomarla es con betacarotenos. En productos enlatados se pierde entre 15 y 30 por ciento, al igual que al freir los alimentos. En climas fríos debemos ingerir más alimentos con vitamina A. Es muy estable al calor y resiste la cocción con agua. Sobre la piel es efectiva en el antienvejecimiento; participa en la formación de colágeno, hidratación y mantenimiento de uñas y cabello; es indispensable para proteger dientes, cartílagos y huesos; ayuda a eliminar manchas seniles y acné; aumenta la fertilidad masculina y femenina por su intervención en la formación de hormonas sexuales. Evita la ceguera nocturna y previene el glaucoma. Es esencial para el crecimiento del organismo.

Carencias. Se detectan en piel seca y áspera; uñas quebradizas; cabello seco, sin brillo y con caída; pérdida constante de vitamina C; visión borrosa; úlceras de la córnea; ceguera nocturna; retraso en el crecimiento del organismo; infecciones repetitivas.

No lo olvides. La vitamina A, en cuanto al retinol, tiene mayores efectos secundarios por su función de almacenamiento. Debe tomarse siempre bajo prescripción médica.

La forma de vitamina A retinol puede acarrear más efectos secundarios: al igual que la D, tiende a almacenarse. Dosis altas de retinol, insisto, sólo deben tomarse bajo supervisión del médico o especialista. La forma más aconsejable es ingerir betacaroteno, por su alto nivel de seguridad; aunque sus efectos no son tan rápidos. En general, dosis altas ocasionan temporalmente un tono amarillento en piel y mucosas.

Vitamina D

Beneficios. Es importante tener adecuados niveles de esta vitamina ya que interviene en la absorción de calcio y fósforo para el intestino. Es importante para los huesos y los dientes. Es la única vitamina que se forma en la piel por efecto de los rayos solares sin necesidad de ser absorbida. La síntesis de vitamina D depende del grado de exposición al sol. La piel oscura o de color permite poco paso de los rayos ultravioleta, por lo que su síntesis es muy posible. Se oxida al entrar en contacto con el oxígeno y la luz, y no se destruye en los alimentos ricos en vitamina D. Es importante para la mineralización ósea, mantiene la salud de dientes y huesos en los adultos. Aumenta la reabsorción de calcio y fósforo en el riñón.

Carencia. La carencia de esta vitamina lleva a padecer trastornos dentales, alteraciones metabólicas, calambres musculares y convulsiones; cuando se encuentra en niveles bajos se roba el calcio de huesos y desencadena una desmineralización, volviendo los huesos frágiles.

No lo olvides. Entre más obscura es la piel, menos penetran los rayos en ella y es menor la síntesis.

Vitamina E

Beneficios. Recibe nombres diferentes: tocoferol, vitamina de la juventud, de la belleza, etcétera. Es importante en el aporte de energía, se acumula en hígado, grasa y músculo; su presencia elimina sustancias tóxicas, ayudando a los fumadores a remover todas las toxinas que ingresan al organismo. Evita la destrucción anormal de glóbulos rojos y trastornos oculares, anemias, ataques cardiacos así como trastornos nerviosos; aumenta la inmunidad y el número de leucocitos, evitando infecciones. Proporciona oxígeno al organismo retardando así el envejecimiento.

Disminuye colesterol malo, reduce triglicéridos, protege a la vitamina A, al selenio y a la vitamina C. Ayuda a la cicatrización de heridas y es fundamental en la formación de fibras de colágeno y elásticas del tejido conjuntivo. Ayuda en la prevención de abortos espontáneos y evita calambres en las piernas. Es importante para regular y estabilizar la producción de hormonas femeninas y benéfica para el buen funcionamiento de los órganos genitales.

Carencia. Provoca un déficit biliar y anemia, disminución de energía, celulitis, irritabilidad, colesterol y triglicéridos elevados; apatía, várices, disminución de la libido, degeneración muscular y trastornos en la reproducción.

No lo olvides. Si estás tomando hierro, debes espaciar aproximadamente 8 horas la ingesta de la vitamina E, pues si eres hipertenso puede aumentarte la presión arterial; debe tomarse gradualmente, en forma de suplemento.

Vitamina K

Beneficios. Es importante para el sistema de coagulación de la sangre. Concentraciones adecuadas evitan procesos hemorrágicos. Posee dos variaciones: la K1, que se encuentra en vegetales de hojas verde oscuro y aceites vegetales; la K2, producida en el intestino por las bacterias. Con la K3, que es sintética, duplica su acción; se utiliza en personas que no metabolizan adecuadamente la vitamina K natural. Su función principal es intervenir en la coagulación de la sangre y previene hemorragias internas; se puede añadir en tratamientos contra la osteoporosis.

Carencia. Reduce el factor coagulante de la sangre llamado protrombina; lo que puede dificultar la coagulación, tanto en una herida pequeña como en un proceso hemorrágico. En ocasiones su carencia se debe a los largos tratamientos con medicamentos que destruyen las bacterias del intestino.

Cabe insistir en que la reducción de protrombina, factor coagulante, y en que propicia una tendencia a las hemorragias, como se señaló; a los bebés recién nacidos se les suele dar un suplemento, ya que su intestino carece de la bacteria necesaria para sintetizar esta vitamina. En adultos y niños su ausencia es normalmente resultado de una enfermedad o de largos tratamientos con medicamentos, destructores de las bacterias del intestino. *No lo olvides.* Si tomas antibióticos de amplio espectro, debes vigilar tu nivel de vitamina K porque la hallarás disminuido; y si tomas hierro o salicilatos, puedes tener problemas hemorrágicos.

Vitaminas liposolubles

Vitamina	Función	Fuentes
A	Interviene en el crecimiento. Ayuda a la hidratación de la piel, las mucosas, el pelo, las uñas, los dientes y los huesos. Ayuda a la buena visión. Es un antioxidante natural.	Hígado, yema de huevo, lácteos, zanahorias, espinacas, brócoli, lechuga, radiccio, albaricoques, damasco, durazno y melones.
D	Regula el metabolismo del calcio y también el metabolismo del fósforo.	Hígado, yema de huevo, lácteos, germen de trigo y luz solar.
E	Es un antioxidante natural.	Aceites vegetales, yema de huevo, hígado, panes

	Ayuda a la estabilización de las membranas celulares. Protege a los ácidos grasos.	integrales, legumbres verdes, cacahuate, coco y vegetales de hojas verdes.
K	Favorece la coagulación sanguínea.	Harinas de pescado, hígado de cerdo, coles y espinacas.

Vitaminas hidrosolubles

Vitamina	Función	Fuentes
B1	Participa en el funcionamiento del sistema nervioso. Interviene en el metabolismo de glúcidos y el crecimiento y mantenimiento de la piel.	Carnes, yema de huevo, levaduras, legumbres secas, cereales integrales y frutas secas.
B2	Regula el metabolismo de prótidos y glúcidos. Efectúa una actividad oxigenadora y por ello interviene en la respiración celular, la integridad de la piel, mucosas y el sistema ocular.	Carnes, lácteos, cereales, levaduras y vegetales verdes.
B3	Regula el metabolismo de prótidos, glúcidos y lípidos Interviene en la circulación sanguínea, el crecimiento, la cadena respiratoria y el sistema nervioso.	Carnes, hígado y riñón; lácteos, huevos, cereales integrales, levadura y legumbres.

B6	Regula el metabolismo de proteínas y aminoácidos Interviene en la formación de glóbulos rojos, células y hormonas. Ayuda al equilibrio del sodio y del potasio.	Yema de huevo, carnes, hígado, riñón, pescado, lácteos, granos integrales, levaduras y frutas secas.
Ácido fólico	Favorece el crecimiento y la división celular. Fomenta la formación de glóbulos rojos.	Carnes, hígado, verduras color verde oscuro y cereales integrales.
B12	Se relaciona con la elaboración de células y la síntesis de la hemoglobina. Cumple un papel en las funciones del sistema nervioso.	Sintetizada por el organismo. No presente en vegetales. Se encuentra en carnes y lácteos.
C	Favorece la formación y el mantenimiento del colágeno. Es un antioxidante. Ayuda a la absorción del hierro no-hémico.	Vegetales verdes, frutas cítricas y papas.

Cinco

Antioxidantes

¿Cuántas veces has escuchado la palabra *antioxidantes* con tus amigas, en el gimnasio, la televisión, la radio, en tu trabajo? Pero, ¿realmente sabes qué son? Aunque es un tema del dominio público, muchas personas no tienen idea de lo que este concepto encierra; es más, hay personas que en lugar de informarte, en ocasiones te desorientan.

En páginas anteriores leíste información breve y puntual sobre las vitaminas, ya sabes cuáles necesita el organismo, dosis, fuentes naturales para obtenerlas y, principalmente, sus funciones; además, aprendiste que no engordan ni dan energía. Veremos ahora todo sobre los antioxidantes.

Son sustancias, compuestos, vitaminas o enzimas que ayudan a prevenir o retrasar el deterioro, daño o destrucción que pueden sufrir las células por medio de los radicales libres o la oxidación celular. El mecanismo de defensa de los antioxidantes nos protege en cuatro puntos:

1. Impiden que los radicales libres se formen y que metales como cobre, mercurio, plomo y cadmio se oxiden.

2. Nos ayudan a frenar las reacciones en cadena formadas por el oxígeno reactivo (COR). Imagínate una fila de fichas de domino, ¿qué pasá cuando cae la primera pieza?: cae la segunda y una tras otra producen la misma acción; éste es el ejemplo más claro de una reacción en cadena, y esto mismo ocurre en tu cuerpo cuando se encuentra débil o deteriorado.

3. Detienen las lesiones causadas por toxinas que, por alguna razón, tu cuerpo no puede eliminar.

4. Eliminan y remplazan las moléculas dañadas de forma irreversible; limpian y desechan todos los tóxicos formados durante el proceso degenerativo.

Nuestro cuerpo es tan sabio que posee sus propios antioxidantes, neutralizando la formación de radicales libres y compuestos, altamente reactivos, que dañan el ADN, las proteínas, las grasas y los hidratos de carbono, equilibrando la homeostasis del medio interno: sin ellos, nos autodestruiríamos.

Entre los más efectivos se encuentran los a-tocoferoles, que se disuelven en las grasas y realizan una importante función, ya que el daño más severo que ocasionan los radicales libres es en membranas celulares y lipoproteínas de baja densidad; ambas constituidas por moléculas de grasa. También son antioxidantes la albúmina, el ácido ascórbico, que por su solubilidad se distribuye en todo el cuerpo; la bilirrubina, los carotenoides, los grupos sulfurados, la Co Q10 y el ácido úrico.

Otros antioxidantes naturales del cuerpo son cisteina, glucógeno y la D-penicilinasa, además de constituyentes sanguíneos como la transferina (molécula portadora de hierro) y la ceruloplasmina. Existen también enzimas antioxidantes y gracias a ellas nuestro cuerpo consume todas las reacciones químicas necesarias, siendo la más importante la del superóxido dismutasa.

Cuando el organismo produce muchos radicales libres y dispone de pocos antioxidantes, se desarrolla el "estrés oxidativo" que provoca lesiones crónicas. Los principales problemas de salud en que están implicados los radicales libres son: cáncer, arteriosclerosis, infarto, cataratas, enfermedad de Parkinson, enfisema y artritis reumatoide.

Es muy importante diferenciar cuáles antioxidantes produce el cuerpo y cuáles debemos ingerir a través de la comida o mediante complementos.

Los antioxidantes exógenos son aportados por fitonutrientes en forma de carotenoides (más de 600 tipos) y flavonoides (más de 4,000 tipos), por vitaminas A (betacaroteno), E (tocoferol), C (ascorbato); la familia del complejo B; aminoácidos como cisteina, ornitina, metionina, tirosina; y minerales como selenio, cobre, zinc, molibdeno; asimismo, por fitoquímicos como ginkgo biloba, picnogenol, hidergina, ácido alfa lipoico y productos sintéticos como mercaptoetilamina (MEA-2) y el butirato de hidroxitolueno (BTH).

Para que tengas mayores referencias en relación con los antioxidantes te diré que existen cuatro fuentes principales: enzimas, hierbas, minerales y vitaminas, además de sustancias como aminoácidos, bioflavonoides y carotenoides, e individuales como Co-Q10, DHEA, plantas verdes, té verde y soya.

No debemos centrar nuestra atención en un solo antioxidante; se requiere de una extensa red para tener un balance óptimo y con ello enfrentar a los radicales libres y combatir la oxidación de las estructuras celulares. Debemos buscar mezclas de antioxidantes que contengan carotenoides —no sólo betacarotenos, o vitamina E—; que estén compuestos de tocotrienoles y tocoferoles —no únicamente de tocoferol—; en conjunto trabajan en forma sincronizada e interrelacionada para neutralizar el estrés oxidativo.

En líneas anteriores sugerimos que debes aumentar tu ingesta de frutas y verduras para obtener altas concentraciones de antioxidantes; sin embargo, estudios de la doctora Gladis Block, de la Universidad de California, indican que no se alcanza la cantidad adecuada de algunos antioxidantes con una dieta balanceada, por lo que se requiere además un suplemento para protección óptima.

En la búsqueda diaria por darle a mis pacientes lo mejor en antioxidantes y con ello prevenir y combatir las alteraciones de la salud, les propongo una red que formé y me ha dado espléndidos resultados. Se refleja directamente en la piel de mis pacientes, pues gracias a ella presentan mayor hidratación, alivio de tensión, disminución de finas líneas de expresión, etcétera. Además, disminuye algunos síntomas relacionados con ciertas enfermedades crónico-degenerativas. Esta red la forman:

• vitamina A
• vitamina E
• vitamina C
• betacarotenos
• ácido alfa lipoico
• selenio
• coenzima Q10

Creo que hasta aquí vamos bien. En cuanto a multivitamínicos, existen muchos en el mercado con grandes campañas publicitarias; siempre pretenden hacernos creer que el producto cubre todas nuestras necesidades, es confiable y de alta calidad, además de estar avalado por médicos especialistas.

Para prevenirte de engaños y mala información, es bueno averiguar cuidadosamente lo que consumes o eliges para el cuidado de tu salud. Cabe citar la investigación del bioquímico y kinesiólogo Lyle MacWilliam sobre las características biológicas de los antioxidantes, publicada en el libro *Guía comparativa de los suplementos nutrimentales.* Este científico nos descubre las propiedades reales de 1,000 suplementos nutrimentales norteamericanos investigados y de 500 evaluados detalladamente; ofrece una validación científica del papel que tienen las vitaminas y los minerales en las funciones celulares y descalifica también científicamente muchos productos que "engañan" y no cumplen su cometido; ante los resultados quedé atónito y me pregunté: ¿qué ingiere el consumidor?, ¿qué productos le están vendiendo?, ¿contendrán estos multivitamínicos lo que indica su etiqueta?

Los resultados finales de la investigación del bioquímico MacWilliam se concentran en una gráfica, donde cada producto está acompañado de su evaluación con un indicador basado en cinco estrellas. Por ejemplo, llegó a la conclusión de que el producto *Essentials,* de la marca USANA, fijó el estándar de oro para las formulaciones de multivitamina, minerales y antioxidantes, pues contiene más de 18 potentes antioxidantes: cumple con todas las pruebas a las que fue sometido (14 en total); por ello está clasificado con el índice más alto; su porcentaje final fue de 96.1 por ciento en cuanto a calidad; por estas razones, desde hace más de un año lo consumo y prescribo a mis pacientes como parte de su tratamiento.

Los productos mencionados en el libro se elaboran en Estados Unidos y Canadá, pero se envían a todo el mundo; algunos de ellos se venden en nuestro país con un índice que va de 0 a 15.2 por ciento: ¡deficientes! Ahora también te puedes preguntar, ¿qué estoy tomando?

Y para que sepas algo más sobre Lyle MacWilliam, te diré que fue miembro del parlamento canadiense y de la asamblea legislativa para Columbia Británica. Sirvió recientemente en el Ministerio Federal de Salud en Canadá, y en el equipo de transición para la oficina de productos naturales para la salud. Su vasta experiencia incluye trabajo en gerencias y oficinas públicas relacionadas con el consejo de la ciencia de Columbia Británica, ambiente, desarrollo de recursos humanos y salud de Canadá. Como educador, tiene gran experiencia en todos los niveles del sistema educativo público, de secundaria a la universidad.

Recuerda siempre esta frase: ¡Somos lo que comemos! Una buena alimentación asegura el aporte correcto para mantenerte siempre saludable y nunca es tarde para empezar. ¡Adelante! Un cambio en tu alimentación, una correcta nutrición, mejoran tu aspecto y tu piel te lo agradecerá.

Insisto: una alimentación sana y equilibrada, con adecuadas porciones de proteínas, grasas, hidratos de carbono, antioxidantes, vitaminas y minerales, además del líquido maravilloso llamado agua, te darán salud y belleza. Para mantener una piel bella es indispensable llevar una vida saludable. Se ha comprobado científicamente el vínculo entre buena nutrición y prevención de enfermedades; es sabido que éstas podrían evitarse con una buena dieta, única fuente de materias primas que el cuerpo necesita para funcionar. Nunca se ha dudado de las propiedades benéficas de ciertos alimentos. A continuación explicaré brevemente en qué consisten los elementos esenciales de nuestra alimentación:

Proteínas

La palabra viene del griego *protos* que significa "lo más antiguo, lo primero". Ello nos indica el papel importante que tiene en la nutrición. Las proteínas son elementos básicos del cuerpo, principalmente de la piel; desempeñan funciones importantes como formación de algunos tejidos corporales, creación de enzimas y hormonas reguladoras del metabolismo y los anticuerpos encargados de combatir las infecciones.

Las proteínas se encargan de la regeneración del cabello y las uñas. Son también componentes importantes del sistema inmunológico y ayudan a transportar nutrientes a la sangre. Los músculos y otros tejidos están compuestos en su mayoría por proteínas que constituyen cerca de 75 por ciento del material sólido del organismo.

La cantidad mínima de proteínas que debemos consumir por día se calcula en gramos por kilogramo de peso: en el adulto, la cantidas corresponde a 0.36 gramos por kilogramo de peso.

Grasas

Son una notable reserva energética. El cuerpo las utiliza para obtener energía; además, envuelven órganos vitales para protegerlos de posibles contusiones y actúan como protectoras del cuerpo en temperaturas bajas.

Es un nutriente especial, contiene ácidos grasos esenciales y transporta al flujo sanguíneo las vitaminas A, D, E, y K. Las podemos encontrar en alimentos de origen animal y vegetal. Pero es recomendable utilizar muy poca grasa para cocinar; no emplees para tu alimentación menos de 5 ni más de 8 cucharaditas por día.

Algunos alimentos contienen mucha grasa difícil de apreciar, pues sólo 40 por ciento es visible: por ejemplo, la piel de pollo, la grasa que quitas a la carne o se agrega a ensaladas, la mantequilla, los aceites, las cremas o la manteca. El 60 por ciento restante es invisible, se encuentra en embutidos, leche, quesos, pan especial, productos para pastelería, galletas, todos los *snack*, etcétera. La mayoría de estos alimentos contienen grasas saturadas y éstas no deben sobrepasar 10 por ciento de las calorías totales que ingiere una persona. En el caso de "la otra grasa", llamada colesterol, su consumo no debe superar 300 miligramos al día.

Desde el punto de vista nutrimental hay otras grasas, como las hidrogenadas y los ácidos grasos esenciales. Las hidrogenadas también se llaman ácidos grasos trans: pierden sus características naturales comportándose como ácidos grasos saturados, disminuyendo el colesterol bueno (DHL) y aumentando el malo (LDL); estas grasas se encuentran en margarinas, manteca y algunos alimentos procesados, por lo que debes evitar su consumo.

Siempre debes tener presente que los aceites vegetales crudos sólo podemos utilizarlos una vez, ya que la temperatura los satura lentamente y de ello dependerá el daño que causen en tu cuerpo; si ya utilizaste el aceite, no vuelvas a calentarlo pues es dañino para tu salud.

Te preguntarás: ¿y qué pasa con los ácidos grasos esenciales? Sólo me resta decirte que su consumo es favorable para el cuerpo humano, ya que disminuyen el colesterol total y el colesterol malo (LDL), el organismo no es capaz de producirlos y debemos consumirlos mediante alimentos que incluyan ácido linoleico (omega 3) y ácido alfalinolenico (omega 6). Este último lo podemos encontrar en aceites de maíz y de uvas.

El omega 3 elabora en el organismo dos ácidos grasos (DHA y EPA). El DHA (docosahexaenoico) es muy importante en el desarrollo cerebral y la visión de los niños. El ácido EPA (eicosapentanoico) ayuda a disminuir los lípidos en la sangre; por ende, te protege de enfermedades del corazón y evita la formación de coágulos en las arterias; los podemos encontrar en aceites de pescado (salmón, sardina, trucha), soya y nueces.

Debes considerar que la ausencia general y prolongada de grasas en la dieta diaria obliga al organismo a producir la energía que necesita utilizando, en primer lugar, la grasa de los tejidos musculares y, en casos extremos, la que reviste a los órganos vitales.

Hidratos de carbono

Se llaman así porque incluyen carbono, oxígeno e hidrógeno. Al incorporarse a nuestro organismo estos nutrientes se convierten en anhídrido carbónico, en agua y liberan energía; también se les conoce como azúcares o almidones.

Se clasifican en monosacáridos, los más importantes son glucosa o dextrosa (azúcar de uva) y fructuosa (azúcar de caña o remolacha); disacáridos, unión de dos monosacáridos (azúcar común) obtenida de glucosa y fructuosa; lactosa o azúcar de leche (glucosa y galactosa), y la maltosa (en la cerveza); y polisacáridos, unión de múltiples monosacáridos (celulosa de plantas, condroitina en cartílagos humanos).

Se obtienen de los vegetales (harina de trigo, pan, papas, col, frutas); el abuso en la alimentación provoca obesidad, y su falta desnutrición. Debes considerar a los hidratos de carbono como fuente principal de energía del organismo; no pueden eliminarse de la dieta, al contrario, deben incluirse en un porcentaje de 60 por ciento.

Ayudan a mantener la actividad muscular, la temperatura corporal, la tensión arterial y el correcto funcionamiento del intestino. Una dieta rica en hidratos de carbono previene problemas cardiacos, disminuye el colesterol y el riesgo de sufrir diversas enfermedades como diabetes.

No olvides incluir en tu alimentación: arroz integral, pan integral, papa, zanahoria, remolacha, alubias, poro, lenteja, garbanzos, melocotón, durazno, manzana, pera, plátano, piña, cereza, ciruela, higo y uvas.

Para cerrar con antioxidantes

Como ya leíste el capítulo anterior, sólo me resta recordarte que no olvides incluirlos en tu alimentación. Si atendiste la explicación, ahora eres un experto en ellos.

Vitaminas y minerales

Ya conoces su función e importancia para que tu organismo realice innumerables reacciones químicas, son estabilizadores de membranas, tienen una función de tipo hormonal, además de acción coenzimática y transferencia de protones y electrones. De lo que ahora nos ocuparemos será de los minerales, que muy poco hemos tomado en cuenta.

Los minerales, al igual que las vitaminas, no aportan energía, pero en cantidades pequeñas son indispensables para cumplir con su triple función:

• Regulan diversos procesos químicos en el organismo cuando se asocian a determinadas proteínas.

• Se comportan como materiales de construcción para determinadas estructuras.

• Son componentes de líquidos extra e intracelulares.

En general son aproximadamente 20 los que necesitamos, entre los cuales podemos destacar: calcio, fósforo, hierro, sodio, magnesio, yodo, zinc, selenio y potasio.

Calcio

Es el más abundante en el organismo y forma parte, sobre todo, de huesos y dientes. Tiene una función importante en el crecimiento y formación del tejido óseo durante los primeros años de vida; en personas mayores previene la osteoporosis o descalcificación, que suele aparecer con la menopausia.

Interviene en la contracción y relajación muscular, en las funciones nerviosa e inmunológica, en la permeabilidad de las membranas, en presión arterial y en coagulación sanguínea. Alimentos ricos en calcio son leche (en todas sus formas), quesos, yogur, almendras, semillas de sésamo y brócoli.

Fósforo

Es el segundo mineral más abundante en el organismo. Se combina con el calcio para integrar el material duro de dientes y huesos. Es esencial para el equilibrio químico de las células ya que forma parte de ellas y es constituyente del material genético (ADN y ARN); además de algunos hidratos de carbono, lípidos y proteínas.

Es necesario para activar vitaminas del complejo B, estimulando el funcionamiento del cerebro, además de calmar los nervios y acelerar los reflejos musculares. Se encuentra en proteínas de origen animal (carnes, pescado, huevo, leche, yogur), legumbres y frutos secos.

Hierro

Sin hierro suficiente la anemia nos robará el brillo del rostro y el rojo de nuestros labios; lo encontramos formando parte de dos proteínas: la hemoglobina o pigmento rojo de la sangre, y la mioglobina o proteína de las células musculares. En ambos casos ayuda a transportar el oxígeno necesario para el metabolismo celular.

A su vez, ayuda a que la vitamina A proteja los ojos, y la C nutra encías, dientes y tejido conjuntivo. Estimula a las vitaminas del complejo B y al yodo de la hormona tiroidea para que den belleza a la piel y luminosidad al cabello. Lo puedes encontrar en las vísceras (hígado), huevo, levadura de cerveza, arroz integral, avena, alubias, melaza, lentejas, aguacate, uva y pasas. En los vegetales el hierro se absorbe en pequeñas cantidades.

Sodio

Se encuentra en todos los líquidos del cuerpo, incluyendo la sangre; su función principal es regular el balance hídrico, necesario para la transmisión nerviosa y la contracción muscular.

Magnesio

La mitad del magnesio en el cuerpo se ubica en los huesos; el resto en músculos y tejidos blandos, donde actúa como cofactor de cientos de enzimas intracelulares. Participa, con el calcio, en la contracción muscular y en la coagulación de la sangre, ayuda además a prevenir la caries dental. Podemos encontrarlo en leguminosas, frutos secos y papas, así como en algunos moluscos y crustáceos.

Yodo

Para producir su hormona, la glándula tiroides debe poseer yodo: el hipotiroidismo o bajo funcionamiento de la tiroides se caracteriza por piel seca, el cabello débil y quebradizo. Al yodo lo podemos encontrar principalmente en pescados y mariscos.

Zinc

Forma parte de más de cien enzimas relacionadas con el crecimiento, la actividad de la vitamina A o la síntesis de enzimas pancreáticas; se encuentra en mayor concentración en huesos, glándula prostática y ojos. Es fundamental para el sistema inmunológico, el crecimiento y el desarrollo; facilita la cicatrización de heridas y mantiene el sentido del gusto; se encuentra en carnes rojas, pescado y leche, así como en legumbres. Las ostras son ricas en zinc.

Selenio

Actúa como antioxidante del organismo, su deficiencia aumenta el riesgo de enfermedades coronarias y algunos tipos de cáncer. Se encuentra en alimentos abundantes en proteínas, como pescados y cereales; los vegetales contienen cantidades muy variadas de este rico mineral.

Potasio

Complementa la acción del sodio en el funcionamiento de las células. Juega un papel importante en el equilibrio hidroelectrolítico y brinda integridad celular. Se encuentra principalmente en frutas, verduras y hortalizas frescas como papa, plátano, frutos secos, leche, leguminosas, cacao y chocolate.

Agua

El agua es fundamental y básica, una persona puede mantenerse viva durante mucho tiempo ingiriendo sólo agua. Esto se debe a que constituye un alto porcentaje del cuerpo humano (entre 60 y 65 por ciento en el adulto). El agua tiene una función vital en el organismo: ayuda a eliminar toxinas a través de la orina y de la transpiración, mediante la cual regula la temperatura del cuerpo manteniéndolo frío cuando se encuentra expuesto a temperaturas elevadas.

Obtenemos agua de los alimentos que ingerimos y de la que tomamos. En su gran mayoría, las verduras y frutas tienen más de 90 gramos de agua por cada 100 gramos del producto. No olvides tomar diariamente entre uno y tres litros, además de otros líquidos, para equilibrar las pérdidas y mantener un adecuado grado de hidratación.

No olvides que la piel se renueva cada 28 días. Se calcula que una persona produce en promedio cien kilos de células de epidermis a lo largo de su vida. Esta renovación constante requiere de un aporte continuo de nutrientes y agua suficiente, pues estos elementos son esenciales para la piel; una alimentación que asegure el aporte correcto de ellos, contribuye a mantener un perfecto estado de salud, previene o disminuye arrugas en gran medida y mantiene fresco tu cutis. No lo pienses más y cambia ya tu alimentación por una dieta balanceada en la que integres los seis elementos básicos.

Alimentos ricos en antioxidantes

El aguacate:
Posee betacaroteno, vitaminas B,C,E y K, hierro, cobre, fósforo y potasio.
Por su contenido de clorofila ayuda a restaurar los glóbulos rojos de la
sangre.

Las fresas, los arándanos y las moras:
Contienen vitaminas A,B,C,E y K, potasio, calcio, cloro, magnesio, fósforo,
sodio, azufre, cobre, hierro y zinc.

El brécol o brócoli:
Contiene betacaroteno, vitaminas B y C, calcio, magnesio y fósforo.

El repollo y todas las coles en general:
Contienen vitaminas A,B,C,E y K, yodo, calcio, fósforo y potasio.

Las zanahorias :
Contienen betacaroteno, vitamina C,B,E, calcio, magnesio, potasio, fósforo,
cobre, azufre, sodio hierro y zinc.

Los cítricos (mandarina, naranja y limón):
Contienen vitaminas C, B y A, calcio, magnesio, potasio, fósforo, cobre, hierro y
zinc.

Las uvas:
Contienen vitaminas C,B y E, calcio, magnesio, fósforo, potasio, sodio, azufre,
cobre, hierro y zinc.

Las cebollas (sobre todo las moradas):
Contienen vitamina B y C, calcio, cloro, magnesio, fósforo, potasio, sodio,
azufre, cobre, hierro y zinc.

Las espinacas:
Contienen vitaminas B y C, betacaroteno, calcio, hierro, fósforo, sodio y
potasio.

Los tomates:
Contienen vitaminas A, B, C y E, calcio, magnesio, fósforo y licopeno.

La seta shitake:
Es una seta asiática que contiene lentinina, estimulante del sistema inmune.

El ajo:
Estimula la potencia de los linfocitos T. Además está demostrado que su ingesta aumenta significativamente el número de las células conocidas como "asesinas naturales".

Las frutas y verduras crudas:
Poseen un alto contenido de vitaminas, minerales y fitonutrientes.

El té verde:
Contiene vitaminas A, C y E, flavanoides, que son sustancias protectoras contra toxinas que poseen efectos carcinogénicos, como la aflatoxina y la *salmonella typhimurium.*

Los polifenoles:
Se encuentran en las frutas rojas, los cítricos, el aceite, la uva y derivados; el polen, el té, las aceitunas y las legumbres.

Los probióticos:
"Probiótico" es una palabra de origen griego que significa "a favor de la vida". Son inmunoestimulantes e inmunomoduladores. Se pueden encontrar en productos como los quesos, el yogurt y la leche fermentada con lactobacilos.

Alimentos desintoxicantes

Uva:
Lo mejor para desintoxicarte por su contenido de taninos.

Rábano:
Elimina toxinas del pescado, principalmente si te gusta comer atún enlatado.

Cebolla:
Con ella eliminarás las toxinas por el consumo de carne.

Zanahoria:
Indispensable si te gusta la carne de cerdo, ya que elimina sus toxinas.

Champiñones:
Eliminan las toxinas producidas por la ingesta de huevos y aves.

Lechuga:
Si eres gran comedor de queso no olvides comer lechuga.

Jugo de papaya:
Elimina impurezas del tubo digestivo.

Cuidado del cuello

La gran mayoría de las mujeres no pone suficiente atención en esta parte del cuerpo, y nos referimos al cuello y al área subyacente del busto: quizá esta zona nunca sabe lo que es una exfoliación o humectación.

El cuello y el *degolleté* (palabra francesa que denomina la parte subyacente del busto) revelan la edad de una mujer, si está seca y tiene líneas horizontales o visibles. La falta de atención y cuidados en esta área, principalmente si se tiene sobreexposición al sol, derivan en gran resequedad y falta de elasticidad. Esto lleva a un envejecimiento prematuro por el uso de productos alcalinos, como jabones, ya que contribuyen a la perdida excesiva de humedad y al desarrollo de áreas sensitivas.

Muchas mujeres con sobrepeso o problemas de obesidad no utilizan humectantes en esta área porque piensan que no lo necesitan y están en un grave error al convertirla en un área olvidada. El músculo del cuello llamado platysma no se relaciona con la estructura ósea, por lo que tiende a perder elasticidad; contiene muy poco tejido graso y pocas glándulas sebáceas; la falta de éstas hace que la piel sea propensa a la sequedad y a la formación de arrugas.

Recuerda que las tensiones también lo afectan: un cuello tenso y rígido en la parte trasera, será un cuello flácido en la parte delantera, al igual que unas mandíbulas apretadas ocasionarán la indeseable papada.

Debes incorporar a tu rutina diaria el cuidado de esta zona de la siguiente manera:

1. Realiza una exfoliación durante el baño, esto ayudará a remover células muertas.

2. Aplícate una crema humectante dos veces al día, en cuello y *degolleté*, con movimientos hacia arriba; te ayudará a mantener una piel joven durante mucho tiempo.

3. Alterna agua caliente y fría en esta zona, pues ello fortalece el tejido conectivo.

4. Cada vez que te apliques una mascarilla humectante en la cara, extiéndela hasta el cuello y el *degolleté*.

5. No olvides aplicar pantalla solar en esta zona, pues también está expuesta a rayos solares.

6. Acude con el médico especialista en medicina estética para que te ofrezca opciones para el cuidado de tu cuello.

Cuando notes que tu cuello ha empezado a oscurecerse en relación con tu cara y cuerpo, puedes realizar en casa el siguiente tratamiento:

Exprime tres limones, empapa un algodón con el jugo obtenido y pásalo por el cuello, sin olvidar la parte trasera; realiza esta operación tres veces por semana hasta que el cuello recupere su color natural. Te recomiendo que lo hagas por las noches, ya que si te expones a los rayos del sol puedes mancharte más.

Si deseas revitalizar tu cuello, te sugiero este tratamiento intensivo por lo menos dos veces al mes:

1. Limpia tu cuello sin olvidar la parte trasera; puedes utilizar las cremas con que limpias tu cara o yogur natural. Posteriormente aplica una loción astringente, loción de rosas, suero oral o agua mineral, y deja reposar un poco.

2. Prepara un té con tres cucharadas de orégano, corta una tira de algodón del tamaño de tu cuello, mójalo en el té a temperatura media y colócalo alrededor de tu cuello durante 15 minutos.

3. Aplícate una mascarilla que puedes preparar con gotas de aceite de jojoba, nata fresca y leche; date un masaje

con la siguiente trayectoria: del centro del cuello hacia tu oreja derecha, del centro hacia tu barbilla; repite la operación del otro lado, reposa 5 minutos y retira con agua fría; posteriormente aplícate una crema humectante: tendrás una sensación de relajación y descanso.

Cuidado del busto

El busto es el mayor símbolo de feminidad. Y como es una de las partes del cuerpo que más preocupa a las mujeres, nunca es tarde para empezar a cuidarlo. Es importante que sepas que forma y tamaño cuentan, pero más aún su firmeza. Existen en el mercado muchas cremas, lociones y geles que prometen hacer milagros para lograrlo; sin embargo, muchas veces esas promesas son sólo falacias.

Al no tener músculos que las sostengan, las mamas van perdiendo elasticidad con el paso del tiempo: cambios bruscos de peso, maternidad, malos hábitos y falta de cuidado contribuyen a ello. Además, pueden originar estrías y flacidez.

La piel del busto, al igual que la de todo tu cuerpo, necesita de mayores cuidados y atenciones, ya que permanece en suspensión; sólo se mantiene por envolturas cutáneas que van desde el mentón hasta el pecho, y este sostén natural tiende a caer por la gravedad.

Para conservar la piel firme es necesario que después de tu baño te apliques agua fría en los senos para tonificarlos; posteriormente una crema hidratante alrededor de ellos, con movimientos ascendentes hacia el cuello. Existen productos aprobados científicamente para evitar la disminución de la elasticidad, que tonifican y realzan la zona del busto; las cremas reafirmantes nutren, refuerzan y regeneran las fibras elásticas de los tejidos. Todo esto requiere dedicación y constancia.

Las cremas deben aplicarse mañana y noche. Si utilizas un exfoliante ayudará a que la piel absorba mejor los principios activos de las cremas. El uso de un buen sostén es de gran importancia ya que no debe oprimir o poner rígido el seno; sólo debe mantenerlo firme y en su lugar.

Ahora bien, no importa el tamaño de tus senos, ¿Quién dice que sólo los senos grandes son sexys? Si tus senos son pequeños puedes lucirlos igual que los grandes: sólo utiliza escotes redondos para realzarlos, los escotes en v no te favorecen.

Para saber si tus senos están flácidos, coloca un lápiz en forma horizontal debajo del pliegue mamario: no debe quedar atrapado o bloqueado por los senos.

Una importante recomendación es que te olvides de las dietas milagrosas, no existen, lo mejor es adoptar una alimentación sana. El ejercicio es indispensable para tener senos hermosos, por eso recomiendo natación y gimnasia acuática: 30 minutos dos veces por semana te ayudarán a ejercitar los músculos pectorales.

También puedes tonificarlos con la ayuda de dos pesas chicas: acuéstate boca arriba, apoya tus pies, estira los brazos hacia el techo y ábrelos hasta casi tocar el suelo. Prueba tres series de 10 repeticiones con pausas de un minuto entre cada una. Tres veces a la semana es recomendable. Si eres una persona con sobrepeso y quieres bajar el volumen de tus senos, realiza ejercicio aeróbico tres veces a la semana para quemar calorías.

¡Qué tal el hielo! Como comenté anteriormente, el agua fría es excelente para tonificar tus senos; si no te atreves a usarla, coge un cubito de hielo y deslízalo suavemente alrededor del pezón y hacia el cuello: tendrás un efecto *lifting*. Si prefieres maquillarlos, con rubor parecerán más elevados.

El último recurso para aumentar o disminuir el volumen de tus senos es la cirugía plástica. Si optas por ella, debes acudir con un profesional certificado, sólo si estás plenamente convencida.

Sin embargo, lo mejor para tener un busto firme y sexy es una excelente alimentación, cuidados diarios y ejercicio.

Cuidado de las manos

¿Sabías que las manos hablan por ti? Aunque lo dudes, son tu tarjeta de presentación, pues reflejan gran parte de tu imagen, edad y vida que llevas. Son un órgano de presión, de tacto, transmiten emociones, te permiten acariciar y hasta golpear. La piel que recubre tus manos, principalmente la palma, presenta una estructura fina, desprovista de glándulas sebáceas; es la parte más delicada del cuerpo, pues no retiene agua; por esta razón los efectos del envejecimiento pueden ser más rápidos en esta área.

Las manos son de las partes de nuestro cuerpo que más utilizamos y más debemos proteger por estar expuestas a los rayos del sol, jabones, detergentes, agua, tabaco, químicos y factores que las dañan. Por eso debes cuidarlas y darles adecuada atención.

¿Sabías que el uso constante en diversos quehaceres las llevan sin remedio al deterioro progresivo? Las condiciones de tus manos te delatan, revelan virtudes y defectos. No obstante, las descuidamos excesivamente. Agentes físicos como el frío disminuyen la actividad enzimática de la piel y la secreción sudorípara, lo cual repercute en una constitución defectuosa del elemento hidrolipídico protector. Otro es la desecación provocada por el clima seco, la calefacción o el aire acondicionado, propiciando la evaporación del agua y una piel seca, deshidratada.

Las radiaciones uv deshidratan y aceleran el envejecimiento cutáneo. Agentes químicos como detergentes o solventes eliminan lípidos del filme hidrolipídico, con ello desaparece la emulsión y el agua se evapora rápidamente. Si estos productos agreden con frecuencia la piel de las manos, pueden ocasionar su descamación. Los productos alcalinos alteran el ph cutáneo (ácido), modificando también el filme hidrolipídico, y provocando alteraciones en la capa córnea al perder agua mas rápidamente.

La piel de las manos también puede verse agredida por agentes internos, como disfunción de glándulas sebáceas, volviendo seca la piel. Su aspecto es frágil, mate y con tendencia a arrugas y descamación. Cuando hay una disfunción sudorípara o aumento de sudoración, se modifica el ph, perdiendo su capacidad bactericida y fungicida. Muchas enfermedades de la superficie reflejan el desequilibrio interior del organismo; estos trastornos pueden ser nerviosos, digestivos, alérgicos, vasculares, etcétera; por ejemplo:

Nervioso

Llamado también hiperhidrosis, muestra sudoración excesiva en las palmas de las manos.

Hepático

Presenta los llamados xantelasmas, nódulos planos de color amarillo constituidos por células dérmicas llenas de grasa.

Anovulatorios

Se presenta hiperhidrosis palmar.

Por medicamentos

Principalmente anorexígenos y diuréticos; su ingesta prolongada provoca deshidratación cutánea.

Para que luzcas unas manos bien cuidadas debes observar los cuidados que a continuación describo:

1. Evita tocar directamente productos químicos, principalmente los de limpieza, pues contienen fórmulas muy fuertes que en ocasiones llegan a producirte descamación.

2. Realiza en tus manos una cuidadosa limpieza después de cualquier actividad.

3. Cada vez que tengas contacto con agua, aplícate una crema hidratante y date un suave masaje para combatir la piel áspera.

4. Cuando hagas trabajos rudos, protege tus manos con guantes de látex o gamuza.

5. Hidrátalas antes de acostarte, puedes ponerte todas las noches guantes de algodón para mantener una piel tersa.

6. Una vez por semana aplícate una mascarilla para manos con la cual retirarás células muertas.

Es recomendable utilizar diariamente una crema que contenga principios activos nutritivos e hidratantes. Hay diversas marcas en el mercado que además sirven para combatir flacidez y rugosidad.

Algo muy importante asociado con tus manos y que nunca debes olvidar es el cuidado de las uñas. También necesitan un trato especial, siempre deben estar limpias y tener buena presentación, ya que son muy importantes para el lucimiento de tus manos. Ponles mucha atención pues es común que presenten alteraciones que pueden ser de origen congénito, como la anoniquia (ausencia de uña), macroniquia (uñas excesivamente grandes), microniquia (demasiado pequeñas), melanoniquia (pigmentación oscura subungueal), leuconiquia total (toda la uña aparece blanca), o alteraciones por infección, traumatismo, manipulación de productos químicos o simplemente por trabajo profesional, como callos, tumores, hematomas, angiomas, padrastros, etcétera.

Dicho lo anterior sólo insito en que debes poner el mayor cuidado en ellas; para su salud y excelente presentación te recomiendo lo siguiente:

1. Visita a la manicurista cada dos semanas.

2. Utiliza barniz enriquecido con vitaminas y colores de moda.

3. Siempre hidrátalas y dales un placentero masaje.

4. Si tienes manchas (principalmente de nicotina) elimínalas frotando tus manos con limón.

Por último, para conservar tus manos saludables, al igual que las uñas, siempre que estornudes y después de toser, o cuando toques alimentos crudos, llaves, dinero, pasamanos y teléfonos públicos, basura, animales o acudas al baño: ¡lávate las manos! De esta manera evitarás contraer enfermedades innecesarias. Un buen lavado de manos deberá incluir lo siguiente:

1. Utiliza agua tibia.

2. Cuando detectes residuos de mugre en tus uñas, utiliza un cepillo, pásalo por cada uña; si es con jabón bactericida mejor, y de preferencia líquido, así evitarás la contaminación como sucede con jabones de pasta o barra.

3. Para un buen lavado, coloca jabón suficiente, frota tus manos y dedos, enjuaga perfectamente.

4. Para evitar la resequedad, utiliza una crema humectante cada vez que te laves las manos.

Para un buen cuidado de tus manos prepara:

Crema hidratante de aceite de durazno para las manos
El aceite de durazno es particularmente eficaz para la piel que envejece prematuramente, piel seca, sensible o inflamada.

Ingredientes
2 tazas de agua destilada (preferentemente)
6 duraznos
30 ml de cera de abeja rallada
1 taza de aceite de durazno
1/2 taza de aceite de coco
1/2 taza de aloe vera, en gel
5 cápsulas abiertas de vitamina E

Preparación:
1. Pon el agua y los duraznos a hervir por 20 minutos y déjalos enfriar.

2. Combina el aceite de durazno, la cera de abeja rallada y el aceite de coco en baño María; revuelve constantemente durante 10 minutos; retíralo del fuego y viértelo en un frasco de cristal.

3. Mezcla el agua con los duraznos hasta obtener una masa homogénea, pásala por un colador, desecha la pulpa y el líquido ponlo en un mezclador; agrega el aceite revuelto en baño María, el gel de aloe vera y el aceite de cinco

cápsulas de vitamina E; mézclalo bien y viértelo en tarros de vidrio, almacénalos en un lugar fresco.

4. Cada vez que te laves las manos aplícate esta crema.

Cuidado del abdomen

Debemos cuidar la piel de nuestro abdomen, sobre todo al someterla a cambios bruscos por sobrepeso u obesidad. El signo característico es la ruptura que sufre, apareciendo las temibles estrías o la celulitis (de la cual nos ocuparemos más adelante). La piel, tras estar sometida a distensión o estiramiento por la acumulación de grasa, cuando nos damos cuenta y queremos evitarlo con una "dieta milagrosa", solamente se puede retraer 10 por ciento y ello provoca flacidez abdominal; si es excesiva, se deberá recurrir a la cirugía plástica pues no existe nada "milagroso" que pueda dejarnos un abdomen plano. Para evitarlo debemos lubricar nuestra piel, mantenerla humectada; la ingesta de agua (más de 8 vasos diarios) será de gran ayuda.

Otro cambio brusco en la piel del abdomen ocurre durante el embarazo. En esta etapa la piel es susceptible a alteraciones de orden vascular, endocrino, inmunológico, metabólico y endocrinológico. Podemos resumir las alteraciones más notorias en la piel durante esta fase, así:

Picazón

Puede tener relación con un disturbio funcional del hígado, inducido por hormonas del embarazo. Si estás en esta etapa puedes utilizar lociones naturales de avena, ya que posee un efecto suavizante, calmante y antipruriginoso.

Manchas de la piel

El 90 por ciento de las mujeres experimentan la aparición de manchas oscuras por una hormona que se incrementa en el embarazo; el aumento de la melanina provoca oscurecimiento de las areolas, en genitales y línea media del abdomen. En 70 por ciento de mujeres aparece otra mancha llamada melasma; conocida también como máscara del embarazo; suele aparecer en las mujeres que toman anticonceptivos orales y se localiza comúnmente en mejillas, nariz y frente.

Estiramiento de la piel

La distensión a nivel abdominal se debe al crecimiento del útero, lo que ocasiona estrías durante los meses 6 y 7 del embarazo; son bandas lineales de color rosado-rojizo que luego adquieren un tono blanquecino; se producen por rotura de la capa elástica dérmica y distensión; en su formación participan las hormonas adenocorticales (disminuyen la adherencia de la fibras de colágena). Se observan en senos, abdomen, caderas, glúteos y muslos. No desaparecen después del embarazo.

Para enfrentar estos cambios es necesario mantener la piel hidratada mediante lociones o cremas humectantes con fórmulas naturales o que contengan dexpanenol cuando todavía son de color rosado. Es conveniente usarlas a partir del tercer mes de gestación, dos veces al día. Se debe aplicar el producto mediante movimientos circulares hasta que se absorba. La alimentación juega un papel importante: la mujer embarazada debe ingerir aproximadamente dos litros de agua diariamente y consumir alimentos ricos en vitaminas A, C y E .

Cuidado de las piernas

En la actualidad las piernas son consideradas como una de las partes más sensuales y seductoras del cuerpo femenino; la moda contemporánea marca cánones que exigen piernas bien torneadas y cuidadas. Sin que lo notes, tus piernas soportan una gran carga de trabajo durante el día, lo que en ocasiones provoca molestias como sensación de pesadez, temblores, calambres y la aparición de las temidas varices.

Para evitar estos síntomas es necesario que pongas mayor atención en ellas e impongas cambios radicales en tu estilo de vida, acompañados de rutinas y ejercicios. Cuando caminamos, los músculos de las piernas presionan las venas, lo cual facilita la circulación sanguínea y tonifica. En su interior, las venas cuentan con válvulas que impiden el flujo de la sangre; cuando este mecanismo es insuficiente, la sangre se estanca y las venas se inundan ocasionando problemas circulatorios en las piernas. En las mujeres son mas comunes estas dificultades, aunque los hombres también pueden padecerlas. Los factores que agravan la insuficiencia venosa son: calor, sedentarismo, obesidad y estar de pie durante tiempos prolongados. Los problemas que pueden afectar tus piernas son:

Inflamación, comúnmente llamada hinchazón

Se debe a la acumulación de líquidos y a permanecer mucho tiempo sentado o de pie. Para evitar este problema debes hacer pequeñas caminatas para estimular la circulación, gira tus tobillos en ambos sentidos cinco veces y sentirás una sensación de alivio. Si al termino de la jornada llegas a casa con pies hinchados, recuéstate, levántalos por encima de la cabeza y notarás cómo disminuye la hinchazón. Reduce la sal en tus comidas e ingiere grandes cantidades de agua. Evita a toda costa cruzar las piernas auque sea un toque de elegancia femenina.

Mala circulación

Este problema se presenta principalmente en extremidades inferiores y es más común en mujeres. Durante el embarazo los cambios hormonales aumentan la fragilidad capilar y las venas de las piernas no soportan el aumento de peso. Esto explica la aparición de venitas o líneas rojas que has detectado en tus piernas.

Utiliza zapatos cómodos y vestimenta lo más holgada posible. Si te gusta la ropa ceñida, te digo que no es recomendable utilizarla pues impide que la sangre circule normalmente. Evita baños muy prolongados con agua caliente, es mejor agua fría ya que permite que la sangre circule libremente impidiendo la aparición de varices.

Para concluir anoto *lo que no debes hacer* y *lo que debes hacer.*

Lo que no debes hacer:

1. Estar mucho tiempo de pie o sentada, permanecer con las piernas cruzadas.

2. Estar mucho tiempo expuesta al sol, bañarte con agua caliente o exponerte a excesivo calor en las piernas.

3. Utilizar calzado estrecho, puntiagudo o con tacón alto.

4. Transportar cargas pesadas.

5. Consumir demasiadas grasas, dulces, pan blanco y alimentos altamente salados.

6. Ingerir alcohol, té y café, en exceso.

7. Fumar.

Lo que debes hacer:

1. Realiza con frecuencia caminatas al aire libre.

2. Si trabajas en oficinas, utiliza la escalera y evita el elevador.

3. Anda descalza.

4. Que tus zapatos sean confortables, preferiblemente de tacón bajo (entre 3 y 4 centímetros).

5. Integra siempre a tu alimentación comida baja en calorías y rica en fibra vegetal (te recomiendo legumbres, pescado, fruta, leche descremada, yogur y pan integral).

6. Camina sobre la punta de los pies durante 10 minutos al día.

7. Si estás sentada coloca las piernas sin cruzar lo más alto posible.

8. Si estás acostada coloca las piernas a un nivel mas elevado que tu cabeza, verás qué reconfortante es.

9. Si realizas viajes largos mueve las puntas de los pies y eleva los talones.

Puedes implementar terapias naturales para un mejor cuidado de tus piernas, por ejemplo:

1. Consume ajo y cebolla, pues mejoran la fluidez de la sangre y con ello la circulación.

2. Acude regularmente con tu fisioterapeuta o a un *spa* para que te practiquen un drenaje linfático manual; esto evitará acumulación de toxinas y disminuirá el edema de las piernas.

3. Puedes conseguir una loción que contenga la hoja del viñedo rojo, tónico venoso y castaño de Indias para dis-

minuir la inflamación en venas; grosella negra para piernas pesadas y hamamelis para mejorar la circulación.

Ahora bien, si quieres lucir unas piernas realmente atractivas, toma en cuenta lo siguiente:

1. Utiliza tacones de menos de seis centímetros; esto disminuye el riesgo de alteraciones circulatorias.

2. Dale a tus piernas un buen masaje antes de irte a dormir con aceite de germen de trigo, melocotón o romero, de abajo hacia arriba, iniciando en los tobillos.

3. La piel de las piernas tiende a ser seca, por estar mucho tiempo cubierta o por empleo regular de baños con agua caliente; por eso te recomiendo utilizar jabón neutro o agregar aceite de girasol al agua para que limpies tus piernas con ellos. Posteriormente date un masaje con crema o loción para el cuerpo.

4. Por ser uno de los mayores atractivos del cuerpo femenino, dedícale unos minutos al día para mantenerlas suaves y firmes.

5. Cuando utilices medias, ten en cuenta que los colores oscuros hacen ver las piernas más delgadas, mientras los colores claros crean un efecto contrario.

6. Si quieres liberarlas de toxinas y asperezas, una vez por semana realízate un *peeling* y utiliza leche hidratante.

Algo muy importante que debes recordar es que unas piernas velludas no producen buena impresión, ya que aunque sean escondidas con medias serán objeto de un mal comentario; para lucir piernas atractivas deben estar libres de vello, de ahí la importancia de la depilación. Hoy existen un sin fin de métodos y productos artificiales o naturales para hacerlo. Pero la depilación no es asunto de la época moderna, ya que en el año 1500 a.C. las mujeres egipcias se depilaban usando sangre de animales, caparazones de tortuga y grasa de hipopótamo. Esto se menciona en el papiro Ebers, documento egipcio de medicina y magia. También las mujeres griegas y romanas se depilaban para estar bellas. En la Universidad de Tel Aviv se estudiaron tratamientos de belleza mencionados en el Antiguo Testamento y encontraron que las mujeres judías se depilaban con un hilo. Quien realizaba la depilación lo sostenía con los dientes y formaba un triángulo con cada extremo en los pulgares; luego pasaba el hilo por la zona donde se encontraba el vello, arrancándolo de raíz; esto lo relata la cosmetóloga y docente Susana Fedele. Con el paso del tiempo se han utilizado pinzas y hojas de afeitar. Cabe mencionar que la máquina de afeitar fue una creación de un barbero francés surgida a mediados del siglo XVIII. En 1920 se inició la difusión de la cera, el método más utilizado en la actualidad.

Métodos para depilarse

Hay diferentes métodos para una buena depilación. Adopta el que te convenga.

- *Cera caliente:* la más utilizada porque arranca el vello desde la raíz.

- *Cera fría:* se presenta en tiras que se adhieren fácilmente a la piel y se retiran en un solo movimiento (tirón); su aplicación es rápida y requiere muy poco tiempo, evitando escurrimientos o desperdicio.

- *Cremas depilatorias:* excelentes para un buen depilado; no se deben de aplicar después de una larga exposición al sol o si tienes alguna irritación; su función es debilitar al vello; cuando retires la crema no frotes la piel.

- *Hojas o máquina de afeitar:* sigue siendo el método más tradicional; realízalo en una misma dirección, deja la piel suave y piernas más atractivas. La máquina debe ser especializada para este tratamiento y brindar seguridad.

- *Rasuradora eléctrica:* arranca el vello desde la raíz, no irrita la piel y retarda su reaparición.

- *Pinzas:* este método ya no se utiliza, pues irrita la piel y es muy tardado.

- *Cremas o gel:* su función es deshacer los vellos; en algunas pieles puede producir irritación aunque, por otra parte, retrasa la salida del vello.

• *Láser:* no te dejes engañar cuando te digan que no volverás a tener vello; sólo produce una depilación prolongada; la depilación total sólo es posible con electrólisis.

• *Láser Alejandrita:* en teoría es el láser mejor admitido para depilar, destruye el folículo piloso sin dañar el tejido.

• *Láser Rubí:* actúa sobre el folículo piloso como el Alejandrita; cada pulsación en un centímetro ataca entre 10 y 15 vellos. Estudios recientes demuestran que en 90 por ciento de los casos la depilación es permanente.

• *Fototermolisis selectiva:* este método es el más novedoso, elimina el vello sin dañar la piel.

Para una buena depilación toma en cuenta lo siguiente:

1. Según el método que utilices, depílate unos días antes de acudir a la playa, ya que la piel puede irritarse.

2. Cuando estés en tu ciclo menstrual no te depiles ya que puede ser más dolorosa.

3. Antes de una depilación frota el área con piedra pómez cuando te bañes.

4. Si tu piel se inflama aplícate una loción fría que contenga romero.

5. Si te depilas con cera no utilices crema hidratante.

6. El aceite de germen de trigo relajará tu piel tras la depilación.

7. Puedes tomar algún analgésico antes de realizarla.

8. Si eres de piel delicada o alérgica, después aplícate leche de avena.

9. Para retirar los restos de cera, pása por la zona un algodón con aceite.

10. Es efectivo un buen astringente para cerrar los poros, además refresca y calma el dolor.

Para cerrar este apartado te diré que por higiene, comodidad o moda, la depilación ha ganado terreno entre mujeres y hombres, ¿tú que piensas?

Cuidado de los pies

Algunos factores pueden ocasionar daño severo en los pies, como mala circulación, zapatos estrechos y puntiagudos, uñas mal cortadas, edad avanzada, etcétera. Los problemas más comunes son: infecciones por hongos y bacterias, incluyendo pie de atleta, piel seca, callos y dureza, verrugas, juanetes, uñas encarnadas, dedos en martillo y espolones.

Para prevenir estos problemas es necesario lo siguiente:

• Realiza una observación meticulosa y regular de tus pies; trátalos bien y si tienes alguna duda acude con podólogos especializados o con tu médico general; el cirujano ortopedista o dermatólogo están capacitados para un buen análisis.

• Una buena circulación es importante; evita la presión de zapatos ajustados, deben ser cómodos, sobre todo si realizas largas caminatas. Recuerda que cargan el peso completo de tu cuerpo, son parte vital de tu vida, por lo tanto aprende a mimarlos y quererlos.

Para un buen cuidado de los pies debes examinarlos todos los días para ver si tienen grietas, ampollas, heridas o manchas; pon especial cuidado entre los dedos y la planta.

Lávalos todos los días, realmente es necesario; sécalos con cuidado, especialmente los dedos, No los remojes en agua tibia ya que reseca la piel y esta acción puede ocasionar infecciones. Si tu piel es seca utiliza aceites o cremas hidratantes, pero no entre los dedos: la humedad puede ocasionar hongos e infección.

Corta las uñas de tus pies después de lavarlos y secarlos, ya que están suaves. El corte debe ser recto; usa una lima para suavizar las esquinas, que jamás deben cortarse. Si tus uñas son gruesas o amarillas acude con un podólogo o profesional del ramo.

Si detectas los famosos juanetes o callos, no los cortes ni utilices navajas de afeitar, líquidos o ungüentos, ya que pueden dañar tu piel. Utiliza piedra pómez para limarlos suavemente.

Debes considerar que el agua caliente o cualquier otro líquido puede ser peligroso para tus pies.

Utiliza zapatos con medias o calcetines, de preferencia de algodón o lana, ya que mantienen los pies secos y los protegen del frío y del sol. No utilices calzado de plástico o sandalias con tiras entre los dedos. Toma en cuenta estos puntos para el cuidado de tus pies:

- Nunca ignores un dolor.

- Examina el color, la temperatura o el aumento de grosor; el desprendimiento de la piel en la planta o entre los dedos puede indicar hongos (pie de atleta).

- Lava diariamente tus pies, principalmente entre los dedos, y sécalos totalmente.

- Corta frecuentemente las uñas en forma recta, pero no demasiado; personas con diabetes o problemas de circulación deben hacerlo con extremo cuidado.

- Utiliza zapatos adecuados y cómodos; cuando compres calzado hazlo al final del día, ya que los pies estarán más dilatados.

- Selecciona calzado según la actividad que desarrollarás.

- No utilices el mismo calzado todos los días, altérnalo.

• Evita andar descalzo ya que existe el riesgo de lesión o infección.

• En caso de alguna molestia utiliza con precaución remedios caseros; no te autorrecetes, ya que en ocasiones puedes empeorar el problema, acude con un profesional.

• Si padeces diabetes, visita por lo menos una vez al año al podólogo.

A continuación te aconsejo realizar este programa para un excelente cuidado de tus pies: llévalo paso a paso, tus pies te lo agradecerán.

Baño aromático para pies cansados

Este baño se prepara de manera fácil y es ideal para pies cansados; puedes elegir una o varias hierbas como baya del saúco, lavanda, pino o romero.

Ingredientes:

2 tazas de hierbas frescas
2 tazas de hierbas secas
2 galones de agua hervida
Hierve 20 minutos el agua con las hojas frescas y secas, deja enfriar y vacía en un recipiente; remoja los pies durante 20 minutos, posteriormente retíralos del agua y sécalos bien.

Exfoliación para tus pies

La harina de maíz es un abrasivo suave y mezclado con piedra pómez resulta provechosa para la piel seca y áspera.

Ingredientes:

1/2 taza de harina de maíz seca

2 cucharadas de aceite de aguacate

Piedra pómez

Mezcla la harina con el aceite de aguacate, aplícala en los pies y frota con piedra pómez, principalmente en talones y donde tengas piel seca. Retira residuos con agua tibia y sécalos perfectamente. Posteriormente puedes aplicar la siguiente mascarilla.

Mascarilla de arcilla verde

Ideal para retirar impurezas y restaurar minerales en la piel, produciendo suave exfoliación. Es rica en magnesio y silicio, hace la función de un desodorante para tus pies.

Ingredientes

1/2 taza de arcilla verde

1/2 taza de agua destilada

Mezcla los ingredientes hasta obtener una pasta gruesa (si requieres más humead agrega agua); cubre los pies con ella hasta que seque (aproximadamente entre 10 y 15 minutos) y retírala con agua tibia. Tus pies tendrán un olor agradable. Puedes repetir el programa cada 15 días.

Siete

¿Qué es un *peeling*?

Sin duda has escuchado muchas veces la palabra *peeling* en conversaciones familiares o con amigos; es más, tal vez sin saberlo necesitas hacerte uno porque la piel de tu rostro se alteró notablemente o deseas verte más joven; quizá simplemente por imitación, pero, ¿realmente sabes qué es un *peeling*? ¿Tu piel lo necesita? A continuación te daré toda la información respecto a los *peeling*.

La palabra proviene del inglés y significa pelar, cambiar o mudar; puede describirse por analogía como una "cebolla compuesta por una mitad normal y otra mitad sin cáscara" El *peeling* es una solución química que aplicada sobre la piel elimina células cutáneas muertas y estimula la producción de nuevas, con lo cual se rejuvenece la piel.

Esta técnica o procedimiento ha tenido gran demanda en las últimas décadas y, con el paso del tiempo, han aparecido nuevos productos para realizar un *peeling*. Los orígenes exactos del *peeling* químico se desconocen y las primeras noticias datan de hace 3 500 años, pues el papiro Ebers describe varias soluciones queratolíticas para rejuvenecer la piel. Los antiguos egipcios utilizaban aceite de animal, sal y alabastro para producir una piel suave; los babilonios, pasta de sulfuro y resorcinol derivados de la piedra pómez. Las mujeres egipcias se bañaban en crema agria, sin saber que se beneficiaban del ácido láctico (un hidroxiacido); posteriormente las cataplasmas que contenían mostaza, sulfuro y piedra caliza se utilizaron con el mismo fin. Las mujeres hindúes mezclaban orina con piedra pómez. Las turcas chamuscaban su piel con fuego para ocasionar una ligera exfoliación. En Europa, las gitanas húngaras transmitían su fórmula química, su *peeling*, de generación en generación.

Durante los primeros años del siglo XX, los *peeling* químicos eran particularmente practicados por operadores laicos, principalmente en Europa, quienes utilizaban soluciones con ácido tricloroacetico (TCA), ácido salicílico, resorcinol, formaldehídos, ácido acético y fenol (ácido carbónico). Durante la Primera Guerra Mundial el médico francés La Gasse utilizó fenol para tratar heridas producidas con pólvora en el rostro de los soldados; en 1930 su hija Antoinette emigró a Los Ángeles llevando consigo esta técnica. Posteriormente ella y su asistente, Cora Galanti, divulgaron su método y se convirtieron en pioneras del *peeling* en el sur de Florida.

Como podrás apreciar, esta técnica no es nada nueva.

El *peeling* está indicado en casos de envejecimiento fisiológico o actínico y para tratar manchas y acné. Pero puede emplearse para mantener una piel sana, tersa, libre de impurezas y luminosa.

Los *peeling* se clasifican de la siguiente manera:

1. Mecánicos, en este apartado caben quirúrgicos, microquirúrgicos y de microcristales.
2. Físicos.
3. Químicos.

Quirúrgicos

Consisten en una dermoabracion epidérmica o dérmica superficial, realizada con aparatos especiales que semejan un torno con fresa. Ésta puede ser de acero quirúrgico o piedra. Se provoca un sangrado que ejerce una reepitelización espontánea. También pueden hacerse con lija, la cual ayuda a remover tatuajes, o cepillo de alambre activado por un pequeño motor.

Microquirúrgicos

Se realizan por medio de una incisión perpendicular a la piel para alcanzar la conjunción entre dermis papilar y reciclar; después se realiza una segunda incisión paralela a la anterior, se toma el extremo de la banda de la piel y se recorta con una tijera; se repite la operación cuantas veces sea necesario para obtener una superficie limpia a nivel papilar.

Microcristales de aluminio

Se utiliza una compresora y un maneral para alisar la piel; está considerado un método seguro, genera un efecto limpiador y purificador bajo la superficie de la piel.

Físicos

Son los llamados *criopeelings*. Los más conocidos son la nieve carbónica y el nitrógeno líquido. Esta técnica evita cualquier tipo de contaminación. Dentro de esta clasificación también se encuentran los *fotopeellings,* de luz monocromática y coherente. Permiten el barrido de la epidermis y producen un *peeling* superficial de acuerdo con la frecuencia y tiempo de exposición al criógeno, que no debe exceder 15 segundos.

Químicos

Requieren ciertas sustancias, ácidos que de acuerdo con la concentración determinan la acción que realizarán en la piel; hay débiles como cítrico, salicílico, jugos vegetales y orina, que en vez de realizar un *peeling* hacen una simple exfoliación. Los ácidos más utilizados son glicólico, láctico, tartárico, málico y pirúvico, entre otros, su concentración varia entre 10 y 90 por ciento. Hay ácidos que por su concentración requieren gran experiencia, como el *peeling* de TCA (acido tricloroacético), o el de fenol que debe aplicarse en áreas muy ventiladas con fluidos intravenosos, sedación y monitoreo cardiaco continuo pues es demasiado tóxico y su paliación se clasifica de la siguiente manera:

- Muy superficial
- Superficial
- Medio
- Profundo

Muy superficial. Realiza una exfoliación, no precisamente un *peeling*.

Superficial. Para cerrar poros, atenuar cicatrices ocasionadas por acné y disminuir arrugas finas; brinda uniformidad al tono de la piel con un aspecto joven y saludable. Un *peeling* de este tipo ayuda a la piel a mantenerse en condiciones necesarias para recibir cualquier tratamiento dermatológico.

Medio. Se recomienda cuando hay envejecimiento solar o tóxico; actúa sobre arrugas finas y de profundidad media. Excelente para controlar las manchas actínicas, solares y cuando la piel presenta queratosis. Se sugiere también para obtener un mejor resultado cuando se realizará una microdenervación, *lifting* o relleno.

Profundo. Actúa sobre arrugas superficiales, medias y profundas, elimina manchas actínicas y solares además de queratosis. Produce retracción de la piel mejorando problemas de flacidez. Quien se realiza este tipo de *peeling* tiene resultados espectaculares: a los pacientes se les forma una nueva banda de colágeno dérmico durante la cicatrización.

Para que tengas una idea sobre el nivel de la piel que actúa en cada *peeling* recuerda:

- Muy superficial: sólo remueve el estrato córneo.
- Superficial: llega hasta la epidermis.
- Medio: penetra hasta la dermis papilar.
- Profundo: penetra hasta la dermis reticular (en ocasiones el paciente necesita anestesia).

La profundidad del *peeling* determina la recuperación de la piel, que puede requerir unas horas, cinco, veinte o hasta treinta días. Su periodicidad depende del objetivo del tratamiento y de la sustancia empleada. Por ejemplo: si quieres dar luminosidad a tu rostro puedes aplicarte 8 sesiones, una cada semana o quincena. Puedes repetirlo cada cinco o seis semanas. Si decides realizarte un *peeling* profundo debe ser cada año; si lo deseas muy profundo después de varios años.

Tras cada *peeling* debes utilizar una protección solar o no exponerte al sol directamente. El médico que te lo aplique te dará todas las recomendaciones básicas para cuidarte.

Riesgos al aplicarlos

Antes de cualquier *peeling* es necesario que platiques con tu médico sobre posibles riesgos, complicaciones y consecuencias. No debe aplicarse sin una razón importante y siempre debemos tener en cuenta lo siguiente:

1. *Infección.* Casi no se presentan pero puede ocurrir si no se trabaja un área adecuada; pueden ser bacterianas o víricas. *Nunca* te apliques un *peeling* si tienes herpes labial, tampoco con antecedentes familiares, pues puede surgir luego de un *peeling* químico. Como medida de prevención se debe prescribir antibiótico.

2. *Cicatrización.* Se pueden presentar en piel y tejidos profundos, principalmente la temida cicatriz queloide.

3. *Cambio de color.* Los agentes químicos utilizados pueden aclarar el color natural de la piel; se han registrado casos de oscurecimientos permanentes de la piel tras un *peeling* químico.

4. *Recurrencia de lesiones cutáneas.* Pueden aparecer en un periodo corto o largo posterior al *peeling*, aunque no son muy frecuentes.

5. *Resultado pobre.* Quizá el resultado no sea el esperado; se pueden presentar deformidades visibles, costras, perdida de la función o cambios de color.

6. *Reacciones alérgicas.* Debes informarle a tu medico si eres alérgica a ciertas sustancias, de no saberlo y presentar la alergia, requerirás tratamiento adicional.

7. *Cáncer o enfermedades de la piel.* No te dejes llevar por comentarios o artículos de revistas no científicas: los *peelings* no ofrecen protección contra el desarrollo de cáncer de piel u otras enfermedades.

8. *Problemas cardiacos.* Algunos agentes químicos pueden producir arritmias cardiacas (fenol), que requieren tratamiento médico específico.

9. *Quemaduras solares.* Algunos agentes químicos pueden ocasionarlas de forma permanente.

10. *Retraso en la cicatrización.* La reepitelización puede tardarse más de lo esperado después de un *peeling;* puede suceder en una piel delicada o susceptible a lesiones.

Ocho

¿Benefician los cosméticos a tu piel?

Actualmente hay muchas innovaciones en la industria de los cosméticos y productos de tocador. Podemos encontrarlos en tiendas de abarrotes, almacenes departamentales, farmacias, supermercados, ventas por radio, televisión o ventas directas con amas de casa. Los hay para todo tipo de piel y en crema, gel, lociones, shampoo, maquillajes, etcétera. Pero, ¿cuántos beneficiosos brindan a tu piel?

Para poder utilizar un cosmético cualquiera es necesario conocer su fórmula. Muchas veces los utilizamos y no sabemos si benefician o perjudican la piel.

La reglamentación técnico-sanitaria española, según la normatividad de la Comunidad Europea, define un cosmético como toda sustancia o preparado que entra en contacto con diversas partes del cuerpo (epidermis, sistema capilar y piloso, labios, uñas, órganos genitales externos, dientes y mucosas de la cavidad bucal), con el fin exclusivo o propósito principal de limpiarlas, perfumarlas y protegerlas, mantenerlas en buen estado, modificar su aspecto o corregir malos olores corporales.

¡Los cosméticos no son medicamentos, no curan ninguna dolencia ni enfermedad!

El mercado está abarrotado de "cosméticos naturales", frase usada hasta el hartazgo por las compañías de cosméticos que saben que el consumidor desea adquirir productos naturales, aun cuando muchos lo único que tienen de natural es el nombre.

Los cosméticos no sólo cubren la superficie de la piel: van hacia la sangre por medio de folículos pilosos y glándulas sebáceas. Por ello la mayoría de los químicos utilizados en los cosméticos son sintéticos; es decir, son sustancias no naturales; si tu organismo no los reconoce pueden ocasionar alteraciones en el sistema inmunológico y producir alergias, irritación y sensibilización de la piel. Con lo anterior no quiero decirte que dejes de usarlos, pero exige productos de buena calidad; como todos sabemos, los hay que confunden al consumidor, que dan información falsa o inexacta en relación con el contenido y que no mencionan con claridad sus propiedades, uso o contraindicaciones.

Recordemos que la piel funge como un filtro que favorece o impide la eliminación de agua, sales y toxinas. Por lo tanto es muy importante dedicarle un cuidado especial mediante la aplicación de cremas y gel adecuados. Por tal motivo, en primer lugar hay que procurar la higiene diaria con jabones dermolimpiadores, gel o aceites de baño, complementados con cremas indicadas para cada tipo de piel.

Los productos cosméticos que más demanda tienen en el mercado y pueden beneficiar tu piel son los de:

- *Antienvejecimiento.* Humectan profundamente, evitan que el tabaco, la contaminación ambiental o los rayos solares aceleren el envejecimiento de la epidermis, y además remueven células muertas.

- *Anticelulitis.* Ayudan a eliminar el exceso de líquidos y activan la circulación al aplicarlos con frecuencia mediante masajes.

- *Antimanchas.* Provocan reducción de melanina (sustancia que da color a la piel) y así evitan oscurecimiento de la piel.

- *Antiestrías.* Mejoran la textura de la piel, aportan nutrientes que humectan y regeneran tejidos proporcionándoles elasticidad.

- *Exfoliantes.* Ayudan a que la epidermis luzca luminosa porque limpian a profundidad; con ello la piel se hace más suave al tacto y beneficia el paso de sustancias que oxigenan y nutren.

- *Reafirmantes.* Fortalecen fibras elásticas de la piel, complemento ideal para el ejercicio.

- *Limpiadoras.* Tienen la facultad de eliminar impurezas superficiales, retiran grasa excesiva y maquillaje; una función particular es humectar.

En las cremas faciales y corporales destacan los humectantes (sustancias libres de grasa, cuya función principal es conservar el adecuado nivel de agua). Para conocer más sobre las fórmulas de productos cosméticos y los beneficios que brindan las cremas faciales y corporales, se describen a continuación los siguientes productos:

- *Aceite de aguacate.* Humecta, revitaliza los tejidos, retarda envejecimiento y ayuda a regenerar la elasticidad.

- *Aceite de nuez de macadamia.* Su composición es similar a la de las secreciones sebáceas humanas, y sus ácidos grasos esenciales le confieren acción protectora.

- *Ácido cítrico.* Aclara manchas y pecas, tiene acción astringente y estabiliza la acidez de la piel.

- *Ácidos grasos.* Proporcionan elasticidad al cutis.

- *Ácido hialurónico.* Tiene acción hidratante, regenera la piel, restaura su elasticidad y protege de agresiones externas.

- *Ácidos lácticos y frutales.* Incrementan la calidad de la piel, atenúan manchas ocasionadas por el sol y el envejecimiento, suavizan pliegues, mejoran la elasticidad y firmeza, remueven la capa superficial de la piel (capa córnea).

- *Agentes reengrasantes.* Compensan pérdidas de grasa inducidas por la higiene habitual cotidiana.

- *Alantoína.* Acelera la regeneración celular, posee efectos calmantes y sedantes.

- *Alfahidroxiácidos.* Ayudan a eliminar células muertas y, de esta forma, contribuyen a regenerar la piel.

- *Aloe vera (Sábila).* Posee propiedades hidratantes y suavizantes, expulsa bacterias y depósitos de grasa que tapan los poros, regenera células y previene envejecimiento prematuro.

- *Aminoácidos.* Son los elementos más pequeños de las proteínas, estabilizan el manto ácido de la piel (sirven de barrera contra gérmenes, bacterias y contaminación) e hidratan.

- *Arbutina.* Sustancia para la despigmentación que evita la formación de melanina y la aparición de manchas.

- *B-Glucán.* Estimula el mecanismo de autohidratación de la piel.

- *Bisabolol*. Previene inflamación, relaja la epidermis y proporciona suavidad.

- *Butilenglicol*. Se utiliza como hidratante cutáneo.

- *Carnosina*. Protege contra efectos nocivos de humo tabaco y contaminación ambiental.

- *Centella asiática*. Su función es reafirmar la estructura que sujeta al colágeno y la elastina en la piel, cuyo debilitamiento favorece la aparición de celulitis.

- *Cera de abeja*. Con propiedades antinflamatorias, emolientes y cicatrizantes.

- *Ceramidas*. Incrementan el nivel de humedad de la piel.

- *Clorhidrato de aluminio*. Adyuda a disminuir la producción de sudor.

- *Coenzima Q10*. Participa en la formación de fibras de colágeno y en los llamados mucopolisacáridos (encargados de mantener la piel tersa y elástica); disminuye la profundidad de arrugas y protege de la acción negativa de los rayos solares.

- *Colágeno*. Garantiza la flexibilidad y la tonicidad de la epidermis.

- *Conservadores.* Se incluyen para evitar que la contaminación microbiana altere los cosméticos.

- *Detergentes.* Proporcionan acción limpiadora.

- *Dexpantenol.* Estimula la cicatrización de heridas, acelerando la formación celular; posee propiedad hidratante y antiinflamatoria, así como la capacidad para fijar agua y almacenarla.

- *Elastina.* Otorga flexibilidad y resistencia al sol.

- *Extracto de alga verde.* Remineraliza la epidermis y es antirritante.

- *Farnesol.* Tiene acción antibacteriana.

- *Filtros solares.* Protegen contra la actividad dañina de los rayos solares.

- *Fragancia.* Cubre como una máscara los olores propios de los productos para limpieza y cuidado de la piel.

- *Glicerina.* Mantiene la piel hidratada.

- *Hamamélide de Virginia.* Ejerce acción calmante sobre la epidermis.

- *Hidroquinona.* Atenúa las manchas de la piel.

- *Liposomas.* Protege de los contaminantes ambientales y previene la formación de arrugas y líneas de expresión.

- *Jalea real.* Evita el envejecimiento prematuro.

- *Manteca de shea.* Posee efecto emoliente.

- *Nanósferas.* Partículas esféricas que aportan sustancias nutritivas a las células, como el colágeno, la elastina o las vitaminas.

- *Palmitato de retinol.* Regenera células.

- *Polidocanol.* Alivia comezón.

- *Retinol.* Combate las arrugas, mejora la textura de piel y es útil en tratamiento de el acné y las manchas.

- *Sulfato de zinc.* Desinfectante suave.

- *Urea.* Alivia la resequedad cutánea, calma la comezón y tiene efecto antibacteriano.

- *Vitamina A.* Previene la formación de arrugas y contrarresta efectos dañinos del sol.

- *Vitamina B1.* Disminuye las ojeras y la inflamación en párpados, retrasa el envejecimiento prematuro.

- *Vitamina B2.* Reduce la secreción de grasa en el rostro, con lo cual se previene la aparición de barros, espinillas y puntos negros.

- *Vitamina B3.* Fortalece las fibras capilares, protege al colágeno y a los vasos sanguíneos, hidrata la piel y bloquea efectos dañinos de rayos solares.

- *Vitamina B5.* Regenera y humecta la epidermis.

- *Vitamina B6.* Equilibra producción de sebo en la piel grasa y previene el brote de barros y espinillas.

- *Vitamina B8.* Suaviza la epidermis y protege de la seborrea (producción excesiva de sebo en cuero cabelludo).

- *Vitamina C.* Devuelve luminosidad a la piel, mejora su elasticidad y textura, desvanece manchas cutáneas y uniforma su tono.

- *Vitamina E.* Combate el envejecimiento de la epidermis.

- *Vitamina F.* Reestablece la barrera protectora de la piel.

- *Vitamina H.* Estimula la producción natural de ácidos grasos, contribuyendo al resplandor del rostro.

- *Vitamina K.* Mejora el aspecto de las pieles con zonas enrojecidas.

Como puedes ver, es larga la lista de sustancias que intervienen en la elaboración de un cosmético para beneficiar tu piel, mantenerla sana, bella, suave y lucir más atractiva.

Hay cosméticos que no son tan benéficos para tu piel. Algunos estudios han revelado que ciertos productos no tenían las mismas sustancias ni cantidades descritas en su etiqueta: los investigadores se llevaron grandes sorpresas cuando descubrieron que no sólo no incluían las cantidades prometidas en la fórmula, sino que encontraron excremento de ratón, bacterias y hongos.

A continuación enlisto las 10 sustancias más empleadas por la industria de cosméticos y productos de tocador.

1. *Alcohol isopropylico.* Se utiliza como solvente y desnaturalizador (es una sustancia venenosa que cambia las cualidades naturales de otra), se encuentra en tintes de pelo, cremas de manos, exfoliadores, cremas de afeitar, fragancias y otros cosméticos. Se deriva del petróleo. Se usa también en anticongelantes y como solvente de pintura. Según el diccionario de cosméticos del consumidor, su ingestión o inhalación de vapor puede causar dolores de cabeza, mareos, náuseas, depresión, vómitos, adormecimiento y coma. Una onza es una dosis fatal.

2. *Aceite mineral.* El aceite para bebé es 100 por ciento mineral. Usado comúnmente como derivado del petróleo, cubre la piel como con una envoltura plástica. El sistema natural inmunológico de la piel es interrumpida por esta capa, impidiendo que pueda respirar y absorber humedad y nutrientes. Siendo la piel el órgano más grande de

eliminación del cuerpo, esta capa plástica le impide desechar toxinas y puede causar acné y otros desórdenes. Este proceso retrasa el funcionamiento normal y natural del desarrollo de nuevas células y puede causar envejecimiento prematuro de la piel.

3. PEG. Abreviatura de glycol polietileno. Se utiliza en limpiadores para disolver aceites y grasas, y para espesar otros productos. El número se refiere al peso molecular que influye en sus características. Por su efectividad se utiliza en aerosoles y limpiadores de horno; aun así se encuentra en muchos productos de uso personal. El PEG contribuye a eliminar factores de protección natural de humedad, dejando vulnerable al sistema inmunológico. Es potencialmente cancerígeno.

4. *Propylene Glycol (PG)/Glycol propyleno.* Solvente activo del *Antifreeze.* No hay diferencia entre el empleado en la industria y en los productos de uso personal. En el primer caso se utiliza para romper la proteína y estructura celular (de lo que esta hecha la piel), sin embargo lo encontramos en cosméticos, productos para el cabello, lociones para después de afeitar, desodorantes, enjuagues bucales, pastas de dientes y hasta en procesamiento de alimentos. Por su rápida habilidad para penetrar en la piel, la EPA requiere que los trabajadores usen guantes, ropa y gafas protectoras cuando laboran con esta sustancia. *La hoja de seguridad advierte sobre el peligro del contacto con la piel, ya que el PG puede ocasionar anorma-*

lidades en cerebro, hígado y riñones. Los consumidores no están protegidos, ni hay advertencia en las etiquetas, por ejemplo, del desodorante en barra, en el que se concentra en mayor medida que en las aplicaciones industriales.

5. *Sosium Lauriyl Sulfate (SLS), Sodium Laureth Sulfate (SLES).* Usados como detergentes estos compuestos se encuentran en jabones para lavar autos o limpiar concreto y motores; sin embargo, los incluyen cosméticos, acondicionadores de pelo, pasta de dientes, 90 por ciento de todas las variedades de shampoo para el cabello y otros productos.

6. *Chlorine/Cloro.* Según la doctora Doris J. Rapp, autora de *Is this your Child's World*, el cloro del agua para beber, de la piscina, de los productos de lavado, limpiadores, y del procesamiento de alimentos (carnes, pescados, harinas, frutas, vegetales), puede contribuir a la aparición de asma, fiebre, anemia, bronquitis, mareo, diabetes, delirio, confusión, irritación de ojos, boca y garganta, piel, estómago; enfermedades del corazón, alta presión y náuseas. Es posible que también origine cáncer. Aunque usted no vea el cloro en productos de cuidado personal, es importante que tenga en cuenta la necesidad de proteger su piel cuando se bañe o lave su cabello.

7. *DEA/MEA/TEA.* Usualmente los encontramos en productos de cuidado personal, como en baños de burbujas, jabones y limpiadores faciales. En el programa *CBS This*

Morning, Roberta Baskin reveló en un reciente reporte gubernamental que son rápidamente absorbidos por la piel. La aplicación repetida de DEA puede aumentar el cáncer de hígado y riñones.

8. *FD&C Color pigments/FD& pigmentos de color.* Muchos causan sensitividad e irritación en la piel. La absorción de ciertos colores pueden ocasionar falta de oxígeno en el cuerpo y muerte. En *Home Sweet Home,* Debra Lynn Dadd ha señalado que los "colores usados en cosméticos, alimentos y drogas son hechos de carbón de brea (*coal tar*)". Hay controversia sobre su uso, pues estudios con animales han demostrado que son cancerígenos.

9. *Fragrance/Fragancia.* La mayoría de los desodorantes, shampoos, productos para el cuerpo y de bebé contienen fragancia. Muchos componentes de las fragancias son cancerígenos o tóxicos. La "fragancia en una etiqueta puede representar 4 mil ingredientes individuales, la mayoría sintéticos. Síntomas reportados a FDA incluyen dolor de cabeza, mareos, erupción, manchas e irritación en la piel, tos, vómitos y alergias. Observaciones clínicas de algunos médicos indican que la exposición a fragancias puede afectar el sistema nerviosos central (SNC), causar depresión, hiperactividad y cambios de conducta" (*Home Safe Home*).

10. *Imidazolidinyl Urea & DMDM Hydantoin.* Los preservativos más usados, emanan formaldehido. Según la Clínica

Mayo pueden irritar el sistema respiratorio y la piel, además de provocar palpitaciones. Exponerse al formaldehido puede causar dolor en coyunturas, alergias, depresión, dolor de pecho y cabeza e infección en oídos.

Ahora que conoces las dos caras de los cosméticos, tú tienes la mejor opinión: ¿son benéficos o perjudiciales?

Nueve

Elige una crema de acuerdo con tu edad

La composición de la piel femenina y masculina cambia con el paso de los años. Asimismo cambian sus necesidades, por eso debes sustituir las cremas utilizadas por mucho tiempo: resulta inútil continuar con la crema que utilizabas a los treinta años si ahora tienes cuarenta.

A nivel celular, empezamos a envejecer a los 25 años. A partir de esta edad debes tener mayor empeño en cuidar tu piel. Una crema humectante o nutritiva te ayudará en la renovación de tejidos. Para que tengas una mejor idea del tema continúa leyendo y aprende a elegir las cremas que necesitas según tu edad. En cualquier etapa de nuestra vida la piel debe estar siempre limpia para que pueda beneficiarse de cremas humectantes o nutritivas (dos veces al día, de preferencia al levantarte y al acostarte).

La rutina básica, independientemente de la edad que tengas, consiste en:

1. Limpiar
2. Tonificar
3. Humectar

Estos pasos se deben complementar con productos especializados de acuerdo con la edad. Así podrás prolongar la juventud de tu piel, verte menor y lucir joven y bella todo el tiempo.

Pubertad y adolescencia

Los cambios hormonales en la pubertad aumentan la producción de grasa, dando como resultado la aparición del acné. Para evitar lesiones y marcas visita a tu médico para que te ofrezca un tratamiento; no pellizques tu piel, puedes ocasionarte cicatrices de por vida. Las células de la piel contienen colágeno firme y ligaduras de elastina que le dan firmeza y elasticidad. Lo mas recomendable es usar cremas con ácido retinoico: producirán lenta descamación y regeneración de tejidos.

De los 25 a los 35 años

A esta edad la piel está definida, por ello debes elegir correctamente los productos adecuados.

- *Piel normal.* Utiliza una emulsión con cerámicas, repara la barrera lipídica y con eso mantienes regulada el agua en la dermis (capa más profunda de la piel).

- *Piel seca.* Durante el día usa una crema humectante y durante la noche una hidratante.

- *Piel grasa.* Si tienes cutis graso, utiliza gel con base en hierbas o cítricos, también astringentes sin alcohol.

Si pasas mucho tiempo frente a la computadora o tu trabajo requiere que estés expuesta a luces artificiales, lo más recomendable es que utilices cremas o gel (en cutis graso) con vitamina E o antirradicales libres, para neutralizar el efecto nocivo de las radiaciones.

De los 35 a los 45 años

A partir de los 30 años decrece la producción de aceite y con ello pueden aparecer líneas finas de expresión y las temidas patas de gallo; la función de la elastina y el colágeno empieza a disminuir y las venas que se rompen aparecen como diminutos puntos rojos. También a esta edad la piel tiene mayor concentración de hormonas, lo cual ocasiona acné o deshidratación.

- *Piel normal.* Utiliza un limpiador suave en lugar de jabón, te recomiendo productos con alfahidroxiácidos (AHAS), pues ayudan a eliminar células dañadas y obligan a capas más profundas de la piel a renovarse.

- *Piel seca.* Después de tu baño aplícate una crema hidratante con protección solar; por la noche repara la piel de tu cutis con una crema rica en nutrientes.

- *Piel grasa.* De igual manera, lava tu cara con limpiador espumante, agrega hidratante y no olvides utilizar gel o emulsiones poco aceitosas.

En los tres casos agrega crema, suero o gel para el contorno de tus ojos, ayudarán a eliminar edemas (bolsitas) y círculos oscuros (ojeras). Si hay acné de adulto visita a tu médico para que te recete o indique el tratamiento adecuado.

A los 45 años

En esta etapa, los cambios que han sufrido tu rostro y tu cuerpo son más notorios, la mujer se acerca a la menopausia y el hombre a la andropausia. La piel, visiblemente más seca, pierde tono y elasticidad porque las fibras de colágena y elastina empiezan a reducirse. Se pueden formar líneas más profundas alrededor de la boca y los ojos, lo más difícil en esta edad es retener humedad. Pueden presentarse pecas y manchas. Si existe alguna lesión, la cicatrización resulta tardía.

- *Piel normal.* Utiliza cremas muy hidratantes con retinol o alfahidroxiacidos (AHAs), para mejorar tono y textura.

- *Piel grasa.* Aunque en el pasado tuviste este tipo de piel, aplícate una crema humectante sin aceite, evita el sol, no olvides la aplicación de una pantalla solar y si te es posible, utiliza sombrero o gorra.

- *Piel seca.* Necesitarás mucha humedad, por lo que la aplicación de cremas será de gran utilidad.

Recuerda, es necesario invertir en tratamientos faciales en esta etapa de tu vida, pues serán de gran utilidad para refrescar tu piel; consume la mayor cantidad de agua que te sea posible, pues debes mantener húmeda tu piel.

A los 50 años y más

A los 50 años, mujeres y hombres tienen la cara que merecen, todo dependerá de los cuidados que hayan tenido con su piel, las cremas empleadas y su alimentación, así como de las vitaminas y la cantidad de sol que hayan aprovechado. La mujer estará en la menopausia; por ello el estrógeno y la progesterona declinarán significativamente haciendo que la piel sea más frágil y delgada. La presencia de arrugas, decoloración y palidez será más notoria.

Las siguientes recomendaciones serán útiles para cualquier tipo de piel:

• No olvides que la hidratación es muy importante.

• Durante el día utiliza una crema hidratante con protección solar.

• No utilices agua caliente ni jabones comerciales porque resecan más tu piel, usa limpiadores humectantes y enjuaga con agua fría.

• Exfóliate para eliminar las células muertas de la piel, elige los productos menos abrasivos.

• Como la piel está delgada se quema fácilmente, evita el sol, de lo contrario se acentuarán los signos de envejecimiento.

• Utiliza cremas con vitaminas, minerales y oligoelementos si la piel es seca.

• Aplícate gel o lociones con base en hierbas en caso de tener cutis graso.

• Verifica que los productos sean hipoalergénicos y no irritantes, por la fragilidad que presenta la piel.

Algunos estudios demuestran que actualmente la mujer y el hombre no se conforman ni aceptan el envejecimiento, buscan constantemente alternativas para combatirlo.

El uso de productos inadecuados en una rutina de belleza puede alterar funciones naturales de la piel; como responsable de los cuidados de tu cuerpo debes buscar los de más alta calidad y que cumplan con las altas exigencias del mercado internacional; pero ojo, con esto no quiero decir que deben ser las cremas más caras del mercado.

Diez

Todo lo que debes saber sobre la aplicación de cremas

¿Sabías que la aplicación de cualquier producto cosmético es un arte? Desmaquillantes, lociones, tónicos, cremas nutritivas, para el cuello, antiarrugas, humectantes, ampolletas y sueros de contorno de ojos, tienen una forma especifica de aplicación. Si lo haces de modo incorrecto maltratarás la piel de tu cara. Para que aprendas técnicas eficaces de aplicación y seas una experta, te explicaré detalladamente cómo hacerlo.

Leches limpiadoras

Ideales para todo tipo de piel, pueden utilizarse como desmaquillante y limpiador del rostro sin producir exceso oleoso ni irritación; se recomiendan productos cuya fórmula contenga azuleno, hamamelis y extracto de pepino. Es importante que no contengan una base oleosa. La manera de aplicarse es la siguiente:

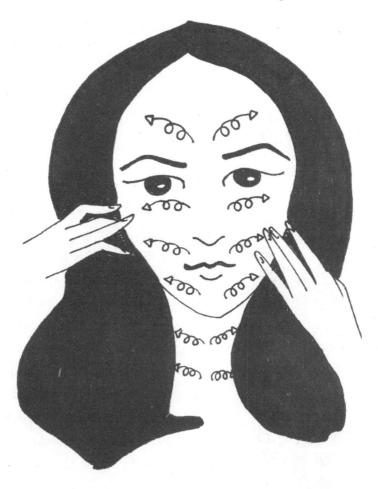

Con la yema de los dedos coloca una capa espesa en la cara y el cuello. Efectúa movimientos de rotación hacia la parte exterior de tu rostro.

Lociones limpiadoras

Soluciones detergentes en agua, no contienen componentes oleosos y se indican sobre todo para pieles grasas; el engrasamiento adicional de crema o leche limpiadora por limpieza facial puede agravar el problema. Se aplica de la siguiente manera:

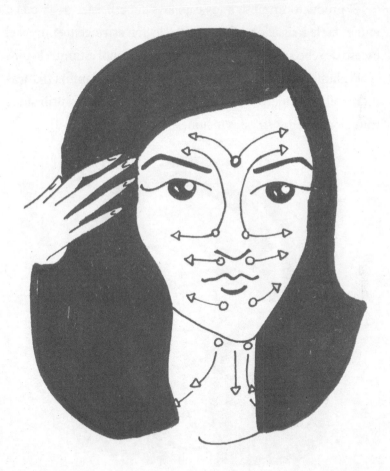

Parte siempre del ángulo interior hacia el exterior de tus ojos; después limpia el residuo con algodón o con una toallita húmeda.

Lociones astringentes o tónicos faciales

En sentido estricto no son productos para la limpieza cutánea, pero ejercen acción refrescante y dan el toque final al proceso de limpieza. Se cree que una loción astringente cierra los poros, sin embargo, no es cierto.

El producto impulsa a los capilares superficiales de la piel a aumentar la irrigación sanguínea. La loción astringente limpia el exceso de sebo superficial y por efecto del alcohol estimula la piel.

El alumbre (sulfato alumínico potásico) y la calamina (básicamente el carbonato de zinc) son dos astringentes utilizados tradicionalmente en estas lociones.

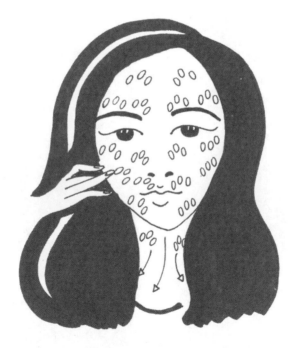

Humedece un algodón con el tónico o loción astringente y aplícatelo con pequeños toques según muestra la ilustración.

Cremas nutritivas

Combaten la aspereza y la sequedad en la piel, atenúan arrugas y flacidez del tejido. También brindan un equilibrio proteínico. Se recomiendan cremas o emulsiones nutritivas con vitaminas A, E, colágena, factor natural de humectación, aceite de germen de trigo, aloe vera, fitoestimulina y ginseng.

Los liposomas transportan químicamente sustancias como la vitamina C, encargada de brindar energía y rejuvenecer la piel; la vitamina E, antioxidante, evita el envejecimiento celular.

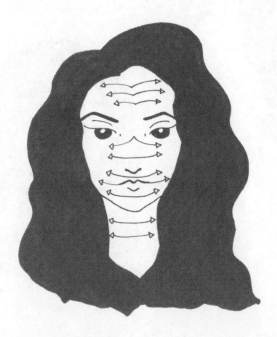

Haz un alisado simétrico en tu cara con las dos manos, partiendo de la zona central hacia el exterior; esto favorece la penetración de la crema.

Cremas para el cuello

Con frecuencia se olvida esta zona, pues nos ocupamos siempre del rostro. Las cremas nunca bajan de la barbilla... ¡y las corporales no suben más allá del pecho! La piel del cuello es muy fina y delicada con tendencia a la flacidez; usa cremas nutritivas e hidratantes, ya que es difícil recuperar el tono perdido.

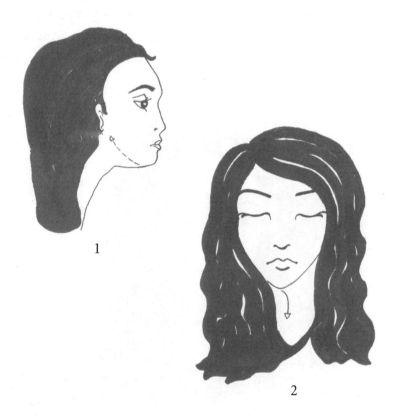

1

2

Reparte la crema en el cuello con las dos manos, alternando y extendiendo del escote hacia la espalda y viceversa (*ilustración 1*).

Después alisa, apóyate en el mentón extendido hacia delante con la mano derecha y luego con la izquierda (*ilustración 2*).

Cremas antiarrugas

Los sabios aseguran que las arrugas reflejan nuestra experiencia y sabiduría, pero a pocas personas les gusta tenerlas. Productos con ácido retinoico, alfahidroxiácidos (AHA) y Coenzima Q10, son los más recientes protagonistas en la lucha contra las arrugas; lo que se pretende es detener la atrofia de tejido subcutáneo, la flacidez de piel, el envejecimiento prematuro y, obviamente, las arrugas.

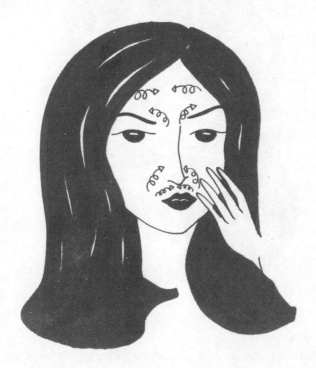

Después de alisar la piel debes trabajar sobre las arrugas como si las quisiéras borrar; debe hacerse con pequeños movimientos de rotación.

Cremas humectantes

Son fundamentales para todas las pieles. Cumplen la función de ocluir o sellar la posible pérdida de agua, para evitar la deshidratación

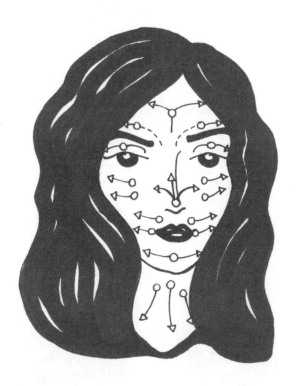

Debes aplicarlas con pequeños toques en frente, mejillas, punta de nariz y mentón. Haz algunos alisados y luego, con la yema de los dedos, un movimiento simétrico con ambas manos para repartir bien crema o loción. No olvides el cuello y el nacimiento del escote.

Ampolletas y productos para el contorno de ojos

Hay una gran cantidad de ampolletas con diferentes fórmulas que hacen un efecto *lifting*, nutren la piel, reafirman o tratan el acné. Para lograr un gran efecto se deben seguir correctamente las indicaciones.

En cuanto a la zona que rodea los ojos, se debe tener mucho cuidado pues es una parte muy delicada y pueden aparecer las temidas bolsas, patas de gallo o líneas de expresión. Debemos saber aplicar bien la crema o el suero, de lo contrario no se tendrá el resultado deseado.

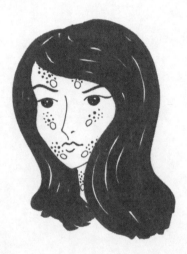

Aplica el contenido de una ampolleta (suero o líquido específico) de la siguiente manera: coloca el producto sobre cara, cuello y nacimiento del escote para que penetre muy bien; hazlo con la yema de los dedos mediante un movimiento llamado "tecleo".

La aplicación para el contorno de los ojos también debe ser con la técnica de "tecleo", pero más suave; parte siempre del ángulo interno hacia el externo y nunca apliques sobre los párpados.

Once

La celulitis

Tal vez la palabra celulitis —y sus efectos— sea la más temida por las mujeres. Sólo 10 por ciento de ellas se salva de este terrible padecimiento. Siempre ha existido y así lo demuestran muchos testimonios de la antigüedad. Basta con mirar el cuadro de Rubens "Las tres gracias", algunos desnudos de Renoir o la estatua de Venus de Callipigia: en estas obras se aprecian las marcas típicas de la celulitis. ¿Estaba de moda entonces y no preocupaba como en nuestra época?

Los nuevos criterios de belleza imponen también nuevas normas estéticas, por ello, el concepto de belleza cambia a través de las distintas épocas.

Mucho se ha dicho y hecho respecto al tratamiento de la celulitis. Hablan de ella libros, revistas, radio, televisión y prensa, pero hasta el momento no existe nada que la cure. Leíste bien: nada la desaparece. Todo el arsenal de productos para combatirla sólo la disminuye; mejoran la calidad de la piel pero jamás eliminan la celulitis. Si la padeces, busca información al respecto para que no te engañen con tratamientos milagrosos, y cuando te pongas en manos de expertos sepas lo que vas a enfrentar.

La celulitis no es característica de una edad determinada, aparece en cualquier época de nuestra vida y la mujer es quien más la padece.

En la pubertad surgen sus primeras manifestaciones: etapa llena de cambios vitales a nivel psíquico y físico, con trastornos emocionales que influyen, dados los cambios fisiológicos y especialmente hormonales, en la aparición de la celulitis. El embarazo y la menopausia también pueden desencadenar o agravar el problema. El factor psicológico juega un papel decisivo en innumerables enfermedades y en la celulitis su importancia es indudable.

Aunque no podemos decir que sea una enfermedad en sus inicios, una vez establecida se debe tratar como tal, ya que toda una serie de manifestaciones y alteraciones van asociadas a ella. ¿Crees que con las cremas o los geles que venden amas de casa, tiendas departamentales o medios de comunicación, se eliminará este problema tan complejo?

Debes saber que:

• Las etapas de la vida en que surge o se agrava la celulitis son la pubertad (inicio de ciclos menstruales), el embarazo (cambios orgánicos y hormonales) y la menopausia (ya no hay ciclo menstrual).

• Los factores psicológicos y emocionales que intervienen son los cambios vitales inherentes a las etapas de la vida: frustraciones, incomprensión, insatisfacción sexual, afectiva y laboral, imposiciones sociales y situaciones de estrés.

Es importante comprender que celulitis y obesidad son dos situaciones diferentes, y nada tiene que ver una con otra; la misma persona puede tener ambas al mismo tiempo, pero la causa que las provoca difiere, así como la localización, la manifestación y los efectos.

Diferencias entre obesidad y celulitis

Obesidad	Celulitis
Generalizada	Localizada
Se desarrolla preferentemente en el tronco	Regularmente en extremidades
Se presenta con frecuencia en extremidades superiores	Se localiza en extremidades inferiores
Hay acumulación de células de grasa	Aumenta el tamaño del tejido adiposo
No interviene con otros tejidos	Transforma el tejido conjuntivo

Para nombrar a la celulitis se han propuesto diversos términos: lipodistrofia, esteatometría, paniculosis, paniculopatía edematogenerativa esclerótica, fibroedema geloide subcutáneo, lipodistrofia ginecoide y dermopaniculosis vasculopática. Pero, ¿por qué sustituir un nombre tan fácil de pronunciar? La verdadera razón es que etimológicamente la palabra celulitis significa inflamación de la célula (*cellula:* célula; *itis:* inflamación) y no corresponde con la realidad de este padecimiento. El término fue acuñado alrededor de 1920 por los doctores Alquier y Pavot.

Así como hay muchos nombres para la celulitis, también su definición es controversial, aunque todos aluden al tejido conjuntivo. Para no crear confusiones y entender qué es la celulitis, debes saber que es una modificación o alteración del tejido conjuntivo por acumulación de grasas, líquidos y toxinas. Cuando está presente esta disfunción, el aspecto de la piel se vuelve irregular y con pequeños abultamientos —llamados "piel de naranja"—que afectan a las células de grasa, el tejido intersticial y los pequeños vasos sanguíneos.

Cambios en la celulitis:

• Sigue un proceso lento, de años; pasa de una simple afección a enfermedad constituida.

• Como se sufren cambios histoquímicos hay transformación del tejido conjuntivo y de los elementos estructurales que en él se encuentran.

• Se puede observar la presencia de nódulos, que pueden ser elásticos, fibrosos o blandos y de gran tamaño, y estar solos o agrupados (esto diferencia tipos de celulitis).

- Se identifican las áreas donde hay celulitis como áreas frías, debido a las alteraciones vasculares, que pueden doler bajo presión.

Hablar de celulitis no es sencillo, aunque digan lo contrario las revistas de belleza o moda; se clasifica de muchas maneras, según

- distribución,
- consistencia al tacto, y
- evolución con el paso del tiempo.

Por su distribución puede ser:

- generalizada, o
- localizada.

Por su consistencia puede ser:

- dura,
- flácida,
- edematosa, o
- mixta.

Por su evolución puede tener varias etapas:

- Primera etapa:
  Congestión tisular.
  Alteración hídrica.
  Síndrome nervioso.

- Segunda etapa:

  Disfunción diencefálica.

  Disfunción endocrina.

- Tercera etapa:

  Fase congestiva simple.

  Fase de espesamiento de la sustancia fundamental.

  Fase de desarrollo fibroso.

  Fase de espesamiento.

Como habrás advertido, el tema de la celulitis es complicado, pues intervienen muchos factores en su formación. Lo más importante es que puedas identificarla; a continuación enlisto los tipos de celulitis:

- *Celulitis dura.* Si te pellizcas la zona aparecerá la piel de naranja, con aspecto rígido, como masa compacta. La piel es delgada, de aspecto seco y rugoso porque no hay suficiente oxigenación y nutrición, ya que los vasos sanguíneos y linfáticos están comprimidos.

  Este tipo se encuentra en mujeres jóvenes con musculatura desarrollada, como bailarinas y deportistas. Las personas obesas que no se han sometido a tratamientos también pueden presentarla.

- *Celulitis blanda o flácida.* Se presentan deformaciones en el área a la menor presión porque el tono muscular es bajo y los tejidos flácidos, blandos, sin consistencia. Cuando hay movimiento brusco se aprecia el balanceo de la masa celulítica, adopta distintas formas según la posición de la persona. La piel de naranja se observa a simple vista.

Hay abundante retención de líquidos, se pueden presentar várices y edema, la persona manifiesta debilidad general, mareos, nerviosismo e insomnio, además de fatiga permanente. La padecen individuos sedentarios o quienes llevaron tratamientos severos para perder peso, pero lo recuperaron al dejar la dieta.

• *Celulitis edematosa.* Aparece rápida y fácilmente, dificulta la movilidad del paciente y algunas veces presenta dolor. La piel de naranja aparece al inicio del problema. Se puede padecer en cualquier edad y también se llama celulitis de la pubertad.

Quien la padece presenta piernas gruesas, desproporcionadas con el resto del cuerpo; su andar es torpe, pesado y sin gracia.

• *Celulitis mixta.* Quien la padece tiene las tres formas anteriores (celulitis dura en la cara externa del muslo, flácida y edematosa en la parte interna). También se clasifica así cuando las personas presentan celulitis dura o edematosa en las piernas, y flácida en el abdomen.

La celulitis también puede originar múltiples trastornos, entre éstos se encuentra la compresión nerviosa, así como de venas y arterias. Cuando hay compresión nerviosa la persona puede presentar hipersensibilidad y dolor, cistalgia y dorsalgia. En cambio, los síntomas de compresión arterial son: calambres, pies fríos, sequedad de piel, entumecimiento, edema, várices, torpeza, pesadez y equimosis (moretones).

También existen trastornos asociados: depresión, estrés, complejos, falta de entusiasmo, ansiedad, insomnio, inquietud, somnolencia, agresividad e hiperemotividad; y psicosomáticos: hipotensión, calambres musculares, palpitaciones y estreñimiento.

Pero, ¿qué ocasiona la celulitis? Podemos englobarla y decir que es multifactorial; pero para que te quede más claro puede ser hormonal, hereditaria, circulatoria, metabólica y sociocultural, esto último relacionando con la ingesta de alcohol y el tabaco.

¿Cuáles son sus zonas de localización? Puede ser externa o interna; las zonas más afectadas son extremidades inferiores y superiores, abdomen, espalda, tórax y rostro.

La aparición de celulitis en las extremidades inferiores se debe a la compresión de la arteria iliaca que las irriga, así como de la vena iliaca, encargada de drenar los ramos principales: la arteria y la vena femoral. Las tensiones de origen nervioso tienen su blanco en la zona abdominopelviana.

Otras causas físicas son: estreñimiento, síndrome premenstrual o congestión, embarazo, infección de órganos de la cavidad pelviana y abdominal, tumores de pelvis o bajo vientre y compresión mecánica o externa (vestirse con prendas que aprieten cintura, pliegues de ingles, muslos y rodillas; medias o calcetines que ajustan la pierna, fajas elásticas, cruce de piernas, etcétera).

Se localiza en muslos y caderas, incluyendo nalgas, rodillas, piernas y tobillos. La celulitis en extremidades superiores se localiza principalmente en la cara interna del brazo, se presenta con mayor frecuencia en personas obesas.

Las dos causas principales de celulitis en extremidades superiores son:

1. Giba de bisonte o celulitis a nivel de cervicales.

2. Causas de origen externo: tirantes del sostén demasiado ajustados alrededor del hombro.

La celulitis también se puede presentar en espalda, nuca, región lumbo-sacra, región dorsal, abdomen, tórax, zona precordial, senos y rostro.

No olvides que existe una celulitis generalizada, exclusiva de mujeres obesas, con malos hábitos alimenticios. Se inicia en la pubertad, en jóvenes con tendencia a la obesidad y provoca deformaciones antiestéticas.

De la celulitis generalizada podemos decir que la interna no causa deformaciones antiestéticas; se presenta en cualquier región del cuerpo y cerca de un órgano que lo comprime.

Tratamiento

Es la palabra mágica, esperada por todos. Lamentablemente les informo que hasta hoy no existe ninguno que la elimine por completo. Hay muchos cosméticos (cremas, geles, polvos, soluciones, parches) que garantizan la cura total de la celulitis: ¡No te dejes engañar! Sólo mejoran el aspecto de tu piel y quizá la reducen algunos centímetros. Recuerda que existen órganos y sistemas involucrados en este padecimiento.

Ahora vuelvo a preguntarte : ¿crees que se te quitará simplemente con una crema?

Y si hablamos de aparatología, la gran mayoría de las clínicas de belleza están inundadas de ella y también prometen la desaparición de la celulitis. ¿Te digo algo? ¡Esto tampoco es cierto! Todos los tratamientos se encaminan a mejorar el aspecto de la piel o corregir el problema circulatorio.

Un tratamiento para la celulitis debe ser conjunto para obtener una mejoría parcial, no total; el tratamiento parcial jamás tendrá éxito. El conjunto puede incluir cosméticos, aparatología, lipolíticos, drenantes, masaje, ejercicio y cambios en hábitos alimenticios.

La fórmula para tratarla es millonaria: etiquetar un producto como milagroso y respaldarlo con una gran mercadotecnia que puede vender grandes cantidades; de cualquier manera, el resultado será muy pobre. Numerosas cremas de afamadas marcas compiten por el mayor público cautivo y cada una presenta, como la estrella milagrosa, un ingrediente activo: té verde, retino, centella asiática, ginkgo biloba, castaño de Indias, cafeína, geranio, algas y, últimamente, aromaterapia.

Para que tengas una mejor idea al respecto, he aquí todo el arsenal que existe en el mercado para "eliminar definitivamente" la celulitis.

Tratamientos con aparatología

- Termoterapia
- Endermología ultrasónica

- Electroterapia
- Cromoaromaterapia
- Hidroterapia
- Ionización
- Láser
- Oxigenoclasia
- Presoterapia
- Ultrasonido
- Sistema de aspiración
- Reflexología
- Carboxiterapia
- Hidroelectroforesis

Tratamientos cosméticos

- Gel
- Cremas
- Parches
- Duchas
- Lociones
- Ungüentos
- Espumas
- Ampolletas tópicas
- Emulsiones
- Jabones
- Fango
- Lodo
- Vendas frías

Tratamientos con bases médicas

- Homeopatía
- Fitoterapia

Tratamientos mínimamente invasivos

- Mesoterapia
- Hidrolipoclasia ultrasónica

Tratamiento invasivo

- Liposucción

Después de todo lo escrito te habrás dado cuenta de que muchas veces se vive en el engaño. Muchas compañías y personas así lo prefieren respecto a la celulitis. ¿Tú qué opinas?

Doce

Todo acerca del acné

Cuando escuchamos la palabra acné de inmediato la relacionamos con lesiones en la cara. Se habla del tema por las alteraciones que ocasiona en la piel pero poco sabemos realmente de su origen y significado.

El médico griego Aecio de Armida fue el primero en utilizar el término. Con él denominó todas las erupciones de granos producidas en el cuerpo, principalmente en la cara. Como existía confusión con esta palabra, Aecio la llamó "acme" y no "acné", porque entendía que la enfermedad era propia de la juventud. La confusión era producida por su semejanza con la foliculitis, por la similitud de las lesiones (se referían a la infección del folículo piloso, donde se origina el acné). La palabra procede del vocablo griego *akme*, que significa eflorescencia. De acuerdo con algunas investigaciones, se ha descubierto que se presenta desde los 10 años. En cuatro de cada cicno casos reaparece a los 20 y ocho de cada 10 adolescentes presentan acné. En cuanto al sexo, se da igual entre niños y niñas, aunque en ellas se presenta más precozmente. Muchos mitos rodean al acné, por ejemplo:

- Aparece por comidas grasosas, papas fritas, pizza, tacos, y refrescos.

- Aparece por estrés (cabe aclarar que si ya se tiene acné, puede aumentar la producción de sebo).

- Si te expones a los rayos del sol previenes el acné (el bronceado sólo sirve de camuflaje temporal; además, el sol puede causar irritación y sequedad de la piel provocando nuevos brotes).

- Si comes chocolate o alimentos azucarados puedes tener acné (se ha comprobado que ningún alimento específico causa acné; sin embargo, cada persona reacciona de manera diferente y puede padecer acné después de ingerir chocolate: si es tu caso, disminuye la ingesta y decide si realmente el chocolate te lo produce.)

- Entre más te laves la cara, menos acné tendrás.

• Si extraes los granitos desaparece. (Quizá en apariencia, pero es temporal).

• Para no sufrir acné evita maquillarte. (Mientras tu maquillaje no tape los poros de la piel, nunca se presentará; en la actualidad hay cosméticos con ácido salicílico o peróxido de benzoilo que lo previenen).

De acuerdo con la Academia Norteamericana de Dermatología, casi 80 por ciento de la población mundial sufre de acné en alguna etapa de su vida, y 40 por ciento de adolescentes lo padecen severo. Una de cada cinco visitas al dermatólogo en México es por acné, principalmente entre adolescentes.

Con base en el comentario de la vicepresidenta de la Fundación Mexicana para la Dermatología de México, la doctora Graciela Guzmán Perera, nuestro país carece de una cultura adecuada para su tratamiento. Se piensa que es una condición pasajera que se remedia con la edad. La sufre 80 por ciento de los jóvenes entre 14 y 21 años, aunque también pueden padecerla bebes y adultos.

Podemos afirmar que es una patología crónica que, sin atención adecuada, puede tenerse toda la vida, con graves consecuencias psicológicas. Dicha fundación ha promulgado el día 9 de abril como el Día Nacional del Acné.

Pero, ¿que es el acné? Una de las enfermedades dermatológicas más frecuentes de tipo polimorfo (está constituida por diferentes lesiones cutáneas): alteración del folículo pilosebáceo, caracterizada por excesiva producción de sebo, el cual lo obstruye el folículo dando como resultado un crecimiento anormal de bacterias. En la adolescencia aparece por cambios hormonales que hacen que las glándulas sebáceas produzcan y secreten mayor cantidad de grasa, se dilaten y formen comedones (puntos negros). Cuando la superficie del tapón se oscurece, reciben el nombre de espinillas. Pueden crecer de distintos tamaños, a veces duelen y pueden llenarse de pus. Si crecen demasiado y son profundos, existe mayor posibilidad de que dejen marcas, cicatrices o manchas.

Las lesiones del acné pasan por varias etapas: comedones, pápulas (pequeñas inflamaciones rosadas en la piel, que pueden ser blandas al tacto), pústulas (lesiones con pus que pueden ser rojas en la base), quistes (profundamente dolorosos, llenos de pus que pueden dejar marca o cicatriz) y cicatrices (sobre crecimiento de tejido cicatrizal).

La lesión patognomónica del acné es el comedón, que puede ser abierto (pápulas foliculares con tapones centrales negros; la parte negra se debe a la oxidación de queratina, llamada vulgarmente espinilla) o cerrado (pápulas foliculares con tapones centrales atrapados bajo la epidermis, invisibles, que también reciben el nombre de espinilla enterrada); cuando el paciente presenta estas lesiones hablamos de acné comedogénico. Las lesiones quísticas ocasionan inicialmente cicatrices hipertróficas queloides; según las lesiones son los tipos de acné:

- Acné comedogénico.
- Acné papulo-pustuloso leve y moderado.
- Acné papulo-pustuloso grave.
- Acné nódulo-quístico.
- Acné papulo-pustuloso grave.

A su vez, el acné puede clasificarse por la gravedad y severidad de las lesiones, algo fundamental para un buen tratamiento. El doctor Pillsbury definió cuatro grados:

I. *Acné leve.* Lesiones no inflamatorias, sólo hay pequeños comedones. Pápulas y pústulas pueden aparecer, pero son pequeñas y poco numerosas, generalmente menos de 10.

II. *Acné moderado.* Mayor número de pápulas, pústulas y comedones: entre 10 y 40. Espalda y pecho pueden verse afectados.

III. *Acné moderadamente severo.* Pápulas y pústulas numerosas, entre 40 y 100, con lesiones nodulares infiltrantes y profundas. Las áreas de la piel afectada se extienden de la cara al pecho y la espalda.

IV. *Acné severo.* Podemos citar en este grupo al nódulo-quístico y al conglobata, caracterizado por numerosas lesiones nodulares grandes y dolorosas, además de lesiones pustulosas y pequeñas pápulas, pústulas y comedones.

Años despúes, el doctor Cunliffe, en Inglaterra, lo clasificó en forma numérica y con subdivisiones. Llegó a ocho variantes considerando los siguientes aspectos: número de lesiones, tamaño, extensión y elementos predominantes.

La causa del acné puede ser multifactorial, por aspectos genéticos, emocionales, aumento de secreción sebácea, problemas hormonales, mecánicos, inflamatorios o bacterianos. Para un buen diagnóstico debemos distinguir si es verdadero acné o dermatitis acneiforme por cosméticos, medicamentos, detergentes o algún químico. Podemos decir que una de las causas más frecuentes es la aplicación de sustancias tópicas, como corticoesteroides, y sustancias comedogénicas de diversos cosméticos. Mucho se ha dicho que la alimentación juega un papel importante en la aparición del acné, pero esto no es muy cierto. Para desechar dudas sobre lo que puedes o no comer, anoto algunos alimentos benéficos para tu piel que ayudan a combatir el acne: manzanas, almendras, melón alcachofa, col rizada, habas, setas, avena, bayas, col de Bruselas, granada, semilla de calabaza, ostras, espárragos, brócoli, nuez de Brasil, lentejas, macadamia, aceite de oliva, aceitunas, hongos, coliflor, apio, pescado, pepino, avellanas, berenjena, garbanzo, arándanos, nabo, semillas de girasol, cebada, cerezas, moras, salmón, yogur, pavo, tomate, jitomate, productos de soya, lechuga romana, harina de avena, chayote, pimientos, cebolla, ajo, zanahoria, ciruela, espinacas, berro, bacalao, entre otros.

Pero, ¡evita los siguientes porque inducen inflamación y estimulan el acné!: plátano, miel, quesos fuertes, jugos de frutas, cremas, palomitas de maíz, comidas fritas, carnes frías, margarinas, pastas, helados de crema, hot dogs, granola, galletas, rollos de huevo, papaya, tortillas, waffles, azúcar, arroz, papa, pizza, pastas de hojaldre, tacos, frituras, mango, jarabe de maíz, molletes, empanadas, melaza, tallarines, pan de pita, condimentos, crepas, pays, pudines, refrescos, condimentos, cereales (excepto los de harina de avena), maicena, bagels, y algunos otros.

Recuérdalo siempre: es un mito que el chocolate produce acné; hay chocolates que contienen un alto porcentaje de azúcar y grasas trans, pero si eliges uno con 85 por ciento de cacao, tendrás una ventaja al ingerirlo, pues contiene altos niveles de antioxidantes fenólicos que combaten las enfermedades cardiacas y el cáncer.

Además, el chocolate contiene altos niveles de endorfinas y serotonina, excelentes para el cerebro, siempre y cuando el chocolate esté elaborado con las cantidades adecuadas de azúcar y grasa.

El chocolate oscuro contiene altos niveles de cromo y se ha demostrado que éste ayuda a mantener los niveles normales de azúcar en la sangre.

Tratamiento

El tratamiento para el acné es complejo y debe combinar aspectos médicos y estéticos para obtener excelentes resultados. Los medicamentos que se prescriben pueden ser de venta libre o bajo receta médica. Según el grado de acné pueden prescribirse productos tópicos (aplicación directa en piel), medicación oral (tomados) o inyectados (directamente sobre la lesión).

Una gama de productos de limpieza para iniciar un tratamiento se consiguen sin receta y los puedes encontrar en diversas presentaciones: lociones, cremas y gel; cumplen la función de reducir la cantidad de grasa y/o bacterias de la piel; debes fijarte en su contenido, ya que deben incluir alguna o algunas de las siguientes sustancias: ácido salicílico, azufre, peróxido de dibenzoilo y resorcina. Dentro de esta diversidad de productos, algunos sólo pueden obtenerse mediante receta médica por las sustancias que contienen. Además de las anteriores están: fosfato de clindamicina, eritromicina, tetraciclina, tetrinoina, adapalene y ácido acélico.

Debemos tener mucho cuidado con las autoprescripciones, pues hay productos que deben ser supervisados por un médico, dadas las reacciones secundarías que se puedan presentar. El objetivo de los antibióticos orales es controlar la cantidad de bacterias en los poros. A continuación los medicamentos que requieren receta médica: eritromicina, tetraciclina, doxiciclina, clindamicina, ampicilina, cefalosporinas y trimetropin con sulfametoxazol.

Está contraindicada la ingesta de tetraciclina en niños, cuando no tienen dientes permanentes: pueden decolorar los que aún se están formando. Los medicamentos orales que se administran para controlar los niveles de andrógenos son: píldoras anticonceptivas, predisona, dexametasona y spironolactona.

Los retinoides orales reducen tamaño y secreciones de glándulas sebáceas; entre ellos se encuentra la isotretinoina (Accutane), utilizada sólo en casos graves de acné intenso. Cabe señalar que no deben tomar este medicamento mujeres embarazadas, ni adolescentes sexualmente activas. En embarazadas puede ocasionar graves complicaciones al bebé.

Los corticosteroides intralesionales se aplican directamente sobre la lesión de acné quístico o grande.

Respecto a lo quirúrgico podemos mencionar los *peelings* químicos y la dermoabrasión, además de la extracción o drenaje de quistes.

A continuación algunas recomendaciones para prevenir o disminuir efectos del acné:

- Lavarse la cara tres veces al día (mañana, tarde y noche).

- Utiliza jabón suave, libre de perfumes (recomiendo el neutro).

- No emplees nada para frotar tu cara, sólo las manos.

- No te exprimas los granitos.

- Cuando la piel de tu cara esté seca, aplícate el producto tópico.

- Para que tus poros no se tapen, utiliza productos no comedogénicos

- Aplícate dosis recomendadas: no por ponerte más se te quitará más rápido.

- Trata de alejarte del estrés emocional.

- Utiliza un filtro solar de acuerdo con las necesidades de tu piel durante todo el año; si tomas antibióticos, tu piel será más sensible a los rayos del sol.

Desde hace algunos años se ha empleado un recurso casero que ha pasado de generación en generación: la aspirina triturada y diluida en agua para aplicación tópica. En la actualidad los *peelings* de ácido acetilsalicílico es la mejor elección para el tratamiento del acné. Se utiliza también para pieles grasas y como renovador celular; una de sus principales propiedades es la de ser *seborregulador*, además de antiséptico, fungicida y bacteriostático. Las concentraciones recomendadas son entre 2 y 5 por ciento.

Las contraindicaciónes del ácido acetilsalicílico es para personas diabéticas o con problemas renales; también con pieles sensibles, alérgicas, con fragilidad capilar, psoriasis y dermatitis.

Este *peeling* no debe aplicarse en verano por el intenso calor y el aumento en las radiaciones solares.

Otro método que está tomando gran fuerza es el láser, fototerapia en acné activo: 15 minutos, dos veces por semana, produce una mejoría de 80 por ciento según estudios realizados. El láser azul es el más novedoso para tratar el acné, sin efectos secundarios.

Una variante es el acné rosado o rosácea, desorden inflamatorio de etiología incierta; es más común en pacientes europeos, aunque no debe descartarse en personas de nuestro país. Aparece desde los 35 años, aproximadamente; si llegara a presentarse en personas de menor edad puede obedecer a ruborización desencadenada por estímulos de bebidas calientes o comidas picantes.

Las lesiones en este tipo acné son pápulas, pústulas, eritema y telangectasias. Predominantes en parte central de cara, nariz, frente, barbilla y mejillas. Las mujeres con rosácea no presentan comedones blancos ni negros del acné común. Con frecuencia causa *rojez*, espinilla y telacgiectasias. La rojez puede ser permanente.

El tratamiento para este padecimiento se basa en lociones o geles, además de antibióticos. Debemos considerar que la piel de mujer con rosácea es seca y no grasosa, como en el acné común.

Como ya apuntamos, no existe una dieta especial para el acné; sólo debemos eliminar alimentos que por alguna razón lo activan en nuestro cuerpo, al estimular el proceso inflamatorio. Una dieta nutritiva y balanceada es el punto central para mantener una piel perfecta: alimentos ricos en betacarotenos, vitaminas C y B6, serán de gran utilidad. Combina tu alimentación con vegetales frescos, ácidos grasos omega 3 y zinc.

Los betacarotenos son muy importantes pues controlan la excesiva producción de sebo; sobre todo si como mujer tomas anticonceptivos. Como recordarás éstos destruyen las reservas de dicha vitamina. Esto también ocurre en las personas que fuman, ingieren alcohol, y viven en ambientes contaminados.

La ingestión de vitamina A también es importante; muchos temen intoxicación porque se acumula en el hígado, pero esto ocurrirá cuando las dosis no sean controladas y se tome por periodos prolongados (más de 30 días con dosis diarias de 150 000 UI). Si tomas algún multivitamínico, no temas intoxicación ya que se manejan dosis de 1 500 a 5 000 UI.

En cambio se ha visto intoxicación por Roacutan, medicamento recetado por dermatólogos en casos de acné severo; constituye una forma rápida de eliminar el acné, cuya formulación consta de ácido cis-retinoico derivado de vitamina A (retinol). Puede producir intoxicación afectando sobre todo al hígado, y en ocasiones, paradójicamente, aumenta el acné como reflejo de la misma intoxicación. Los ácidos grasos omega 3 ayudan a diluir el sebo e impiden el taponamiento del poro.

Sólo te pido que cuando ingieras alimentos marinos (salmón, trucha), para consumir ácidos grasos de manera natural, lo hagas en porciones pequeñas, ya que contienen yodo y éste agrava el problema del acné Si no te gustan estos alimentos, puedes conseguir omega 3 en cápsulas y consumirlas vía oral. La vitamina B6 te ayudará a regular niveles de hormonas implicadas en el desarrollo de las lesiones del acné (principalmente en el ciclo menstrual o la menopausia). No hay riesgo de acumulación de esta vitamina, ya que es hidrosoluble y el exceso se elimina con la orina.

Por ultimo, el zinc estimula el sistema inmunológico, reduce la inflamación y ayuda a mantener los niveles adecuados de hormonas.

Un recordatorio para pacientes con acné: siempre deben tener claro que este mal no se cura totalmente pero se puede controlar; además, el tratamiento es prolongado. La información sobre los tratamientos tópicos es básica, debes leer todo lo que indica el envase del producto y evitar, cuando lo tengas en la piel, exposición al sol.

Si te agradan los cosméticos, te diré que la gran mayoría están contraindicados en casos de acné Sus grasas pueden contribuir al taponamiento de los poros y provocar nuevas lesiones. Te recomiendo productos en forma de gel. Ya se dijo que la higiene es importante y que el tratamiento de lesiones por acné pueden originar complicaciones. Recuerda que el médico debe prescribir el tratamiento adecuado para tu tipo de acné: ¡No te automediques! Cada tratamiento es individualizado. Por lesiones, marcas o cicatrices que deja el acné, algunas personas presentan problemas de tipo psicológico que deben ser tratados como tales.

Trece

Qué es un spa

Spa es otra palabra que escuchamos con mucha frecuencia. Pero, ¿qué es un *spa*? La palabra viene del latín y significa *salutem per aqua* (salud por agua), concepto que llegó de Europa a América en el siglo XIX. Su objetivo principal es ofrecer bienestar, salud, relajación y belleza por medio de tratamientos basados en agua, productos naturales (fangos, aromaterapia) y aparatología. Muchas personas piensan que estos centros cobran grandes sumas de dinero, pero están en un error: hay *spas* para todos los gustos y exigencias.

Se ha denominado al *spa* como un templo de belleza. Hoy este concepto ha cobrado gran auge y lo podemos encontrar en hoteles, centros de talasoterapia o clínicas de estética correctamente establecidas.

En el *spa* disfrutamos de alta cosmetología natural con las propiedades curativas del agua enriquecida con aceites esenciales y la aplicación de técnicas diversas. El servicio debe ser integral, basado en terapias alternativas: hidroterapia, reflexología, aromaterapia, flores de Bach, talasoterapia y masajes, sin olvidar sauna, tina de hidromasaje, ducha Vichy o escocesa, salones de técnicas de relajación, salas de fangoterapia, solarium, etcétera. Debes tener claro que un *spa* no es una estética pues posee elementos especiales por muy pequeño que sea.

Se dice que los griegos tenían *spas* por todo el Mediterráneo, dedicados a Esculapio, dios de la salud. Los antiguos romanos crearon termas, centros de belleza o los *spa* más grandes en la historia de la humanidad. Los árabes diseñaron los llamados Hamans o baños califales. En un *spa* se busca el equilibrio físico y psíquico; deben ser lugares tranquilos donde reinen la paz y la armonía, la decoración debe ser natural y agradable a la vista.

Un tratamiento debe iniciarse con una limpieza de piel y relajación en agua, se continúa con aplicación de tratamientos basados en algas, lodo, fango y arcilla, para nutrir la piel; finalmente se ofrece un masaje relajante. En Natural´s Clinica & Spa, en la Ciudad de México, ofrecemos un tratamiento estrella llamado Baño de Juventud para que tu piel reciba los beneficios que la naturaleza nos brinda.

La vida que llevamos, con el estrés convertido en nuestro peor enemigo y la falta de tiempo en su aliado principal, requerimos de estos servicios para mantener el equilibrio holístico (mente, cuerpo y alma). Seamos mas exigentes con nosotros mismos y dediquemos tiempo para consentirnos: rinde culto a tu cuerpo, te lo agradecerá.

Ahora que ya tienes bien definido el concepto de *spa*, dedica un día a tu cuidado personal, ¡en tu porpia casa! Es muy fácil, puedes hacerlo solo o acompañado, de preferencia un fin de semana, cuando ya saliste de la rutina cotidiana.

Un día antes acuéstate temprano para dormir ocho horas. Al despertar quédate en la cama, estírate bien unos minutos, deja tu mente en blanco y visualiza una imagen que te provoque paz.

Aplícate en el cabello un tratamiento nutritivo y revitalizante, cúbrelo con un plástico para lograr mayores beneficios.

Continua con una limpieza facial; primero limpia tu cara con crema limpiadora o jabón neutro; hierve agua y con una toalla en la cabeza recibe el vapor durante 10 minutos; realízate una exfoliación —utiliza azúcar o avena molida— con la yema de los dedos y con movimientos circulares date un ligero masaje; retira el sobrante con agua tibia. Aplica un tónico. Después, colócate una mascarilla de acuerdo con tu tipo de piel y consérvala 15 minutos; retírala con agua tibia; seca con un paño sin tallar y aplica un humectante y tu crema de contorno de ojos con un delicado masaje.

Toma un baño donde puedas combinar agua tibia y después fría, para activar la circulación; tiene un efecto tonificante; quédate en bata para sentirte libre. Ingiere un desayuno equilibrado: fruta, jugos y cereales; durante este tiempo escucha música agradable.

Si cuentas con bañera puedes practicar una inmersión, agregar al agua aceites esenciales, sales, hiervas, burbujas, etcétera. Esto brindará un aroma agradable y placentero. La temperatura del agua depende de cada persona y entre más caliente esté el agua la inmersión debe ser más corta. Los productos que utilices determinarán si el baño es relajante, energizante, calmante, desestresante o afrodisiaco.

Ten en cuenta lo siguiente: el jazmín es afrodisiaco; la lavanda, la manzanilla y la valeriana calman los nervios; romero y eucalipto son energizantes. Luego de la inmersión utiliza un guante o esponja, aplícate bajo el agua un hidromasaje: relajará todos tus músculos y beneficiará tu piel. Enseguida puedes tomar un jugo de tomate o zanahoria.

Ahora mima tu cuerpo: emplea aceites esenciales, crema humectante o leche corporal y extiéndala mediante suave masaje.

En una charola prepara agua jabonosa y remoja tus pies durante 10 minutos; retíralos y aplícate una crema exfoliante para eliminar células muertas, principalmente en talones. Realízate la pedicura dándole forma ligeramente cuadrada a tus uñas con la lima. Nuevamente sumerge tus pies en agua tibia, sécalos y empuja la cutícula con un palito de naranjo; donde detectes dureza de piel, frótate con piedra pómez. Ponte crema en uñas y alrededor de la cutícula; déjala 5 minutos, retira y cepilla las uñas. Date un masaje con crema refrescante para pies y, si lo prefieres, aplícate además un barniz en las uñas. Prepárate una comida donde incluyas, verduras, frutas y té. Posteriormente toma una siesta.

Al despertar, hazte la manicura: lávate las manos con agua jabonosa y tibia, aplícate una crema emoliente para suavizar la cutícula y mantener fuertes tus uñas. No la cortes, empújala hacia atrás. Lima tus uñas y aplícate una crema nutriente. Puedes usar barniz fortalecedor y decorar tus uñas según la moda. Mientras se secan, puedes relajarte escuchando música. Por la noche date un baño relajante con lavanda o si piensas salir a cenar, utiliza eucalipto o romero, recuerda que son energizantes. ¡Serás una persona nueva!

Los baños de inmersión los puedes combinar según tu objetivo. Para un baño refrescante añade al agua cuatro cucharadas de bicarbonato de sodio. Si lo deseas fortificante agrega esencias de tomillo. Si lo prefieres relajante y en especial para calmar tus nervios, haz lo siguiente: lava bien tres lechugas, córtalas en trozos grandes y ponlas a cocer a fuego lento de 20 a 30 minutos. Deja que se enfríe un poco y agrega esta agua a tu bañera.

Si deseas suavizar, nutrir y humectar tu piel, date un baño de leche estilo Cleopatra: mezcla 1 taza de leche en polvo, 1/2 taza de maicena, 1/2 de miel y 10 gotas de aceite de rosas; lícualo a velocidad media, añade agua hasta conseguir una consistencia cremosa. Agrega el preparado al agua de tu bañera y date un baño de inmersión de 20 minutos.

¡Practica esta rutina una vez al mes!

Catorce

Padecimientos dermatológicos por uso de cosméticos

Las exigencias en el uso de cosméticos hacen que las industrias desarrollen nuevas sustancias y fórmulas para incorporarlas al mercado, con la finalidad de que el consumidor tenga lo más avanzado en productos para el embellecimiento.

Desde la prehistoria los individuos utilizaban sustancias de origen animal o vegetal en su estado natural para cuidar su piel o pintarla, sin agentes agresivos para la piel. Sin embargo, en la actualidad los productos sintéticos o elaborados y derivados de subproductos orgánicos o minerales, modifican la superficie cutánea: la irritan o sensibilizan. También hay individuos que exponen nuestra piel a compuestos siniestros, como algunos barberos, pedicuristas o personas dedicadas al teatro, la televisión y trabajadores de la industria de los cosméticos.

Las causas de intolerancia a los cosméticos depende de los factores a que está expuesta una persona: antecedentes alérgicos, hipersensibilidad de piel, tamaño de zona expuesta y otros, sin olvidar grados de concentración y tiempo de paliación de propiedades irritantes o sensibilizantes.

Las entidades encargadas de supervisar los productos cosméticos no han podido determinarlo —o controlar— el alcance ni el efecto en la salud de su uso y abuso. ¿Cuántas mujeres utilizan diariamente productos de belleza sin conocer sus efectos? Quizá estés entre ellas ¿Has investigado sobre los cosméticos que utilizas? ¿Sabes si causan problemas en tu piel?

Se ha dicho que normalmente cualquier producto de belleza causa un efecto en la piel, que va de mínima irritación inflamatoria hasta alergia o reacción severa. Hay industrias que gastan millones de dólares en investigaciones o pruebas antes de sacarlos al mercado, pero otras no lo hacen. Se ha pensado que los productos naturales no tienen reacciones sobre la piel, pero es todo lo contrario: se tiene un mayor riesgo de producir efectos nocivos. Esto se debe a que los producto naturales tienen la materia prima en bruto, sin depurar, y pueden ocasionar reacciones alérgicas.

Además, estos productos no contienen preservativos para impedir que la materia se contamine con bacterias y otras sustancias. Los compuestos asociados, como vitamina E, provocan reacciones sobre la piel. Los alfahidroxiácidos causan una abrasión mínima. Dependiendo de la reacción inmunológica de cada persona, cualquier sustancia puede provocar una reacción alérgica en la piel, por eso algunas personas las presentan y otras no. El tipo de piel es importante y son más frecuentes las complicaciones en pieles claras, en área de contacto como párpado y cuello; también ocurre mayor irritación en pieles ulceradas, traumatizadas o con eczemas; cabe señalar que 30 por ciento de personas con dermatitis por cosméticos son atópicas; otro factor importante es la alcalinidad de la piel y la edad. Si de niño presentaste un cuadro asmático o rinitis alérgica, tienes mayor predisposición a presentar alergias en la piel.

Es común que los almacenes de prestigio inviten a los clientes a probar los nuevos maquillajes o productos de belleza de las líneas de moda; esto puede convertirse en núcleo de infección, ya que nadie te garantiza que la persona anterior en la prueba tuviera piel limpia y saludable; quizá hasta tenía alguna infección; por eso:

- Nunca compartas tu maquillaje, recuerda que es algo personal.

- No por ahorrarte algunos pesos combines tus maquillajes con líquidos para hacerlos rendir más, ya que las bacterias en los líquidos te pueden causar infecciones.

- Mantén tus cosméticos bien cerrados y protegidos de la luz, ya que ésta puede cambiar sus propiedades.

- Recuerda que la temperatura puede modificar los preservantes: no los expongas a la luz solar.

- Si un producto te causa alguna reacción alérgica o irritación, déjalo de usar inmediatamente.

- Si manejas no te maquilles, recuerda que puedes provocar un accidente.

- Nunca vayas a la cama con maquillaje: así como invertiste tiempo en aplicarlo, dedica unos minutos a retirarlo.

- Si presentas acné, utiliza lo menos posible el maquillaje ya que puedes reactivarlo.

Dermatitis de contacto, el padecimiento número uno de la piel

Como sabes, la piel nos protege de múltiples agresiones: calor, frío, humedad, cosméticos, jabones y medicamentos de uso tópico, entre otras. Ante estos agentes físico-químicos, la piel puede reaccionar de diferentes maneras, principalmente a procesos inflamatorios, provocando la dermatitis por contacto con irritantes y la dermatitis por contacto alérgica.

La primera se debe a un mecanismo no inmunológico causado por la acción nociva directa de un agente químico sobre la piel, por ejemplo, el ph de un producto, su concentración, duración en la piel, temperatura y oclusión. Estos irritantes pueden ser: bases solventes, ácidos fuertes, agentes oxidantes y reductores, además de sustancias inestables. Este tipo de dermatitis puede asociarse con otras como psoriasis, dermatitis seborreica y atópica.

La dermatitis por contacto alérgica representa un serio problema, ya que basta una mínima cantidad del producto para provocarla.

En la composición de cosméticos hay sustancias que actúan como vehículos, antioxidantes, emulsionantes, conservantes, solventes, colorantes, perfumes, protectores solares, y su asociación puede provocar alergenos. Se localiza más frecuentemente en cara, párpados, espacio retroauricular, cuello, axilas, espalda, brazos, antebrazos y manos, sin olvidar el cuero cabelludo.

En las uñas pueden causar: onicomicosis, alteraciones de coloración e hiperqueratosis; lesiones: eritema, vesículas, escamas, pigmentación residual o queloide; en labios pueden presentarse edema, eritema, descamación, fisura y deformación del bermellón.

Existe otro tipo de dermatitis llamada de fotocontacto; en el capítulo 3 mencioné todo sobre las radiaciones: ultravioleta, infrarroja y visibles, que por sí solas producen cambios cutáneos. Así, hay personas que al ingerir medicamentos tienen reacciones de fotosensibilidad y ésta puede ser fototóxica o fotoalérgica.

La dermatitis fototóxica puede ocurrir con la primera exposición a la sustancia química; la fotoalérgica requiere de sensibilización previa. La dermatitis por fotocontacto puede derivarse de agentes antibacterianos y desodorantes adicionados a los jabones de tocador.

¡Cuidado! Algo que se ve tan inocuo y hermoso en los aparadores (por el envase del producto) puede causar enorme daño. Hoy existe en el mercado una enorme gama de cosméticos elaborados en México y otros países; en ocasiones creemos que por venir de naciones del primer mundo, son de lo mejor o pensamos que si es elaborado y etiquetado por la firma de algún diseñador de moda, son productos excelentes. Pero esto no siempre es cierto. Como dato importante debes saber que la Dirección General de Comercio y Consumo del Gobierno de Cataluña, distribuyó una nota informando que se han detectado productos vendidos como cosméticos que incluyen sustancias nocivas para la salud. Son corticoides, incluso sales de mercurio, sustancia prohibida porque puede irritar o quemar la piel. Al respecto hay dos noticias, la buena: estos productos se han rastreado en países del norte de Europa; la mala: con la mercadotecnia tan grande que existe, ¡tal vez ya están a la venta en nuestro país!

Quince

Prepara tus propios cosméticos

Ahora que ya eres una persona experta en el cuidado de la piel y tienes los conocimientos básicos para realzar tu belleza y llevar una vida saludable, podrás ahorrar mucho si elaboras tus propios productos. No hay nada mejor que sentir frescura, pureza y naturalidad en un producto. Las virtudes de muchas frutas, verduras, aceites, flores y plantas se conocen desde tiempo atrás, por alguna razón existen fórmulas que han sobrevivido al paso del tiempo. Algunos ingredientes naturales poseen excelentes propiedades para el cuidado de la piel, entre ellos se cuentan:

1. *Manzanilla o camomila.* Tiene propiedades terapéuticas: calmante, analgésica, puede utilizarse para tratar problemas de la piel, tensión nerviosa e insomnio, entre otras.

2. *Rosa, la flor más antigua y adorada.* Tiene propiedades astringentes, excelente para el cuidado de piel del rostro y cuerpo.

3. *Caléndula* o *Calendula Officinalis.* Aplicada por vía tópica, esta planta es muy eficaz en problemas como ulceraciones de eczema y puede ser utilizada en cualquier parte del cuerpo con inflamación de la piel, provocada por infección o daño físico. También para tratar quemaduras de segundo y tercer grado o solares, ya que estimula el crecimiento de la piel y reduce la aparición de cicatrices.

4. *Flor de azahar* o *Citrus Aurantium.* Se emplean sus pétalos y en ocasiones las hojas y el tallo. Útil contra el insomnio, el edema, la fragilidad capilar, la ansiedad y el estrés.

5. *Abedul* o *Betula Alba.* Entre las características terapéuticas del aceite de abedul destacan propiedades antinflamatorias, antisépticas y diuréticas, es febrífugo y tónico. Se ha usado en lociones desinfectantes para combatir problemas de la piel; resulta de utilidad a la hora de combatir dermatitis, casos de piel apagada o congestionada, eczema, herpes y psoriasis, y para el cuidado del cabello.

6. *Hamamelis* o *Hamamelis virginiana L.* Se utiliza la corteza y sobre todo las hojas; es astringente y cicatrizante, excelente en casos de dermatitis, eczemas y eritema, se utiliza mucho en cosmética.

Las frutas que puedes consumir de acuerdo con tu tipo de piel son las siguientes:

Piel normal	Piel grasa	Piel normal a seca
Mandarina	Limón	Manzana
Melón	Cáscara de limón	Sandía
Plátano	Plátano	Melón
Naranja	Fresas	Naranja
Kiwi	Jitomate	Uva
Pomelo	Aguacate	
Durazno	Pera	
Zanahoria		
Calabacita		
Melocotón		
Pepino		

Recetas para elaborar productos de belleza

Limpieza del rostro

Piel normal

Limpiador de la piel con base en aceite de coco
Ingredientes:
  • 1 cucharadita de aceite de coco.
Aplicar como desmaquillante y retirar con agua.

Leche limpiadora suave
Ingredientes:
- 1 taza de leche.
- 1 pepino pequeño.

Licua el pepino y mézclalo con la leche, aplícalo en la cara con un algodón y retíralo con otro sumergido previamente en agua fría.

Crema limpiadora de almendra
Ingredientes:
- 3 cucharaditas de almendras.
- 1 cucharadita de cera de abeja.
- 60 gramos de aceite de almendras.
- 2 cucharadas de lanolina anhidra.
- 1/2 cucharadita de bórax.
- 90 gramos de agua de rosas.

Tritura las almendras hasta pulverizarlas; derrite la cera a fuego lento, mezcla el aceite con lanolina; caliéntalos e incorpóralos a la cera sin dejar de batir. Disuelve el bórax en agua de rosas y viértelo lentamente en la mezcla sin dejar de batir. Retíralo del fuego y sigue batiendo hasta que la mezcla esté fría y cremosa. Agrega las almendras pulverizadas y revuelve hasta que todo quede incorporado perfectamente. Cuando te apliques la crema date un ligero masaje con los dedos como se indicó en capítulos anteriores. El resto de la crema la puedes guardar en el refrigerador para uso futuro.

Piel seca

Aceite esencial
Ingredientes:
  • 1 cucharada de aceite de oliva.
Aplícate el aceite con ambas manos y realiza un masaje en todo el rostro. Retira con agua tibia.

Crema limpiadora enriquecida
Ingredientes:
  • 2 cucharadas de cera de abeja.
  • 90 gramos de lanolina anhidra.
  • 60 gramos de aceite de olivo.
  • 90 gramos de hamamelis.
  • 1/2 cucharadita de bórax.
Derrite la cera a fuego lento; mezcla lanolina y aceite de olivo, derrítelos e incorpóralos a la cera. Calienta el hamamelis y el bórax, viértelos lentamente sobre la mezcla sin dejar de batir hasta que esté cremosa. Deja enfriar y aplica.

Piel grasa

Crema limpiadora de coco
Ingredientes:
  • 2 cucharaditas de cera de abeja.
  • 60 gramos de aceite de coco (derretido).
  • 30 gramos de aceite mineral.

- 60 gramos de hamamelis (o extracto de coco).
- 7.5 gramos de bórax.

Derrite la cera a fuego lento, mezcla el aceite de coco con el aceite mineral y caliéntalos. Incorpora la cera y bate constantemente. Disuelve el bórax en el hamamelis, calienta e incorpóralos a la mezcla lentamente sin dejar de batir hasta que tenga una consistencia cremosa. Deja enfriar.

Crema limpiadora de avena

Ingredientes:
- 3 cucharadas de avena.
- 2 cucharadas de cera de abeja.
- 90 gramos de aceite mineral.
- 1/2 cucharadita de bórax.
- 60 gramos de hamamelis.

Pulveriza la avena en la licuadora, derrite la cera a fuego lento, calienta el aceite mineral e incorpóralo a la cera, batiendo constantemente. Disuelve el bórax en el hamamelis previamente calentado y viértelo lentamente en la mezcla; bate hasta que este fría y cremosa. Agrega la avena y revuelve. Cuando te apliques esta crema date un masaje con las yemas de los dedos en forma circular. Lávate la cara o retírala con una toalla de papel.

Exfoliantes

Podemos clasificarlos como superficial, intermedio y profundo; se puden utilizar en cualquier tipo de piel.

Superficial
Ingredientes:
- 1 cucharada de azúcar.
- 1 cucharada de leche de limpieza.

Mezcla los ingredientes, aplica sobre frente, nariz y mentón, ejerce presión suave en forma circular.

Intermedio
Ingredientes:
- 1 cucharada de crema de limpieza.
- 1/2 cucharada de arena o sílice.

Mezcla y aplica sobre zonas engrosadas con movimientos circulares.

Profundo
Ingredientes:
- 3 cucharadas de sal gruesa.
- 3 cucharadas de aceite de almendra.

Mezcla y aplica sobre sobre zonas engrosadas realizando fricciones lineales; luego masajea en forma circular. Las personas con piel sensible deben evitar este tipo de exfoliante.

Tonificadores

Piel normal

Loción de pepino
Ingredientes:

- 3 cucharadas de jugo de pepino.
- Agua (la necesaria para completar 100 cc).
- 1 cucharadita de extracto de hamamelis.

Mezcla los ingredientes y colócalos en un recipiente con tapa de vidrio; lo puedes guardar en el refrigerador. Aplícalo con un algodón sobre la piel limpia. Lo puedes usar todos los días.

Tónico de melón en agua mineral
Ingredientes:

- 150 ml de agua mineral.
- 150 ml de agua natural.
- 1/2 melón maduro.
- 10 gramos de hojas de manzanilla.

Prepara un té con la manzanilla y el agua natural, deja enfriar. Muele el melón y mézclalo bien con el agua mineral y la infusión. Impregna un algodón en este tónico y pásalo por el rostro con pequeños golpecitos. Cuando seque repite la operación. Guarda el sobrante en el refrigerador.

Piel seca

Loción floral suave
Ingredientes:
- 4 cucharadas de agua de rosas.
- 4 cucharadas de agua de azahar.
- 4 cucharadas de jugo de uva.
- 1 cucharada de alcohol.

Mezcla los ingredientes, aplícalo sobre la piel limpia con algodón.

Tónico de uvas
Ingredientes:
- 75 gramos de uvas verdes o negras.

Machaca las uvas en un recipiente para extraer su jugo y mete al refrigerador por espacio de una hora. Posteriormente empapa un algodón en el jugo y aplica en el rostro con suaves golpecitos; deja secar en tu piel durante quince minutos y luego retira el resto con agua de manzanilla.

Piel grasa

Loción de hamamelis y limón
Ingredientes:
- 1 cucharada de alcohol.
- 2 cucharadas de jugo de limón.
- 1 cucharada de limón fresco.

Mezcla los ingredientes, aplica sobre la piel y limpia con algodón.

Tónico de girasol
Ingredientes:

- 3 cucharadas de aceite de girasol.
- 1/2 litro de agua caliente.
- 1/2 litro de vinagre de manzana.
- 2 limones (jugo).

Mezcla bien todos los ingredientes, vierte el líquido en una botella de vidrio con tapa y mételo al refrigerador; una vez que esté frío, impregna un algodón con la mezcla y aplícalo en el rostro con ligeros golpecitos; cuando esté seco repite la operación. Para retirar los residuos utiliza agua de manzanilla tibia o fresca.

Mascarillas

Piel normal

Mascarilla de manzana
Ingredientes:

- 2 manzanas de tamaño medio.
- 6 cucharadas de miel de abeja.
- 1/2 cucharada de jugo de limón.

Muele la manzana en la licuadora con la miel y el jugo de limón; espera unos segundos y aplica en el rostro durante 20 minutos. Posteriormente retira el excedente con agua de manzanilla.

Mascarilla de lechuga
Ingredientes:

- 1 lechuga.
- 5 cucharaditas de miel de abeja.
- 1 cucharadita de jugo de limón.

Machaca bien las hojas de lechuga para obtener su jugo, cuélalo y toma 5 cucharaditas; mezcla el jugo con la miel de abeja y el jugo de limón, bátelos bien, déjalos reposar durante 10 minutos y aplícalo en la piel de tu rostro. Déjalo reposar 20 minutos. Retíralo con agua de manzanilla.

Piel seca

Mascarilla de soya
Ingredientes:

- 100 ml de jugo de piña.
- 1 cucharadita de jugo de limón.
- 10 cucharadas de harina de soya.

Mezcla la harina de soya con el jugo de piña hasta que quede bien disuelta; conforme se va espesando la pasta agrega más harina y limón, y mezcla enérgicamente hasta obtener una pasta dura, sólida y moldeable. Déjala reposar 5 minutos y aplica directamente sobre la piel durante 25 minutos; retira la mascarilla con agua de manzanilla o de flor de azahar.

Mascarilla de papaya y aceite de oliva
Ingredientes:
- 1 papaya en puré.
- 2 cucharaditas de aceite de oliva.

Licua los ingredientes y aplica sobre el rostro con una brocha; déjala reposar 20 minutos aproximadamente, retírala con agua tibia.

Mascarilla de mango y aceite de oliva
Ingredientes:
- 1 mango en puré.
- 1 cucharadita de aceite de oliva.

Licua los ingredientes y aplícala en el rostro con una brocha. Déjala 20 minutos.

Piel grasa

Mascarilla de yogur
Ingredientes:
- 5 cucharadas de jugo de limón.
- 5 cucharadas de yogur natural.

Mezcla en un recipiente los ingredientes y déjalos reposar 5 minutos. Aplícala en el rostro con ligeros golpecitos de los dedos sin deslizarlos para que penetre. Déjala actuar 20 minutos y retira el resto con agua de manzanilla.

Mascarilla de almendras con jitomate
Ingredientes:
- 30 gramos de almendra.
- 1 jitomate grande maduro.

Muele las almendras hasta convertirlas en una pasta que muestre la presencia del aceite de almendras. Añade el jitomate y machaca sobre esta pasta hasta dejarla lo más homogénea posible; déjala reposar 5 minutos. Aplica en el rostro y déjala actuar 15 minutos. Retírala con agua de manzanilla tibia.

Mascarilla de cerveza
Ingredientes:
- 10 cucharaditas de arcilla verde.
- 2 cucharadas de levadura de cerveza en polvo.
- 3 pastillas de levadura de cerveza.
- 1 tomate verde grande.
- 1/2 manzana.

Muele en la licuadora tomate y manzana, agrega las pastillas y el polvo de levadura; vuelve a moler a baja velocidad. Deposita la mezcla en un recipiente de boca ancha donde puedas tener movilidad, integra la arcilla y revuelve con una cuchara de madera. Déjala reposar 5 minutos. Aplícala con los dedos sobre el rostro en forma circular, principalmente en zonas de la cara con grasa. Cuando seque, retira el resto con agua de manzanilla tibia.

Piel mixta

Mascarilla de trigo
Ingredientes:
- 5 cucharadas de harina de trigo.
- 3 cucharadas de infusión de azahar, o
- 3 cucharadas de infusión de naranjo.
- 2 cucharadas de jugo de limón.

Mezcla el jugo de limón con la infusión de azahar o la de naranjo, agrega la harina y mezcla con fuerza para eliminar los grumos. Cuando tengas una masa homogénea, aplícala en el rostro con los dedos. Déjala reposar 20 minutos. Retira el residuo con un té de naranjo o azahar.

Piel madura

Mascarilla de aceite caliente
Ingredientes:
- 1/2 taza de aceite de oliva virgen.
- 1 pedazo de manta delgada o tela muy ligera.

Corta una máscara con la manta o tela, haz agujeros para los ojos, nariz y boca. Calienta el aceite de olivo; cuando esté tibio ¡cuida no quemarte!, moja la tela, exprime ligeramente y aplica sobre el rostro. Una vez fría la tela, mójala nuevamente y aplícala en el rostro. Repite la operación varias veces, remueve el aceite con agua tibia y sécate con suaves golpecitos.

Mascarilla de cacao y plátano
Ingredientes:

- 1/2 plátano en puré.
- 1 cucharadita de manteca de cacao.

Mezcla los ingredientes y derrítelos a fuego lento. Cuando la mezcla esté tibia extiéndela sobre la cara limpia; déjala 20 minutos y retírala con agua tibia.

Humectantes

Piel normal

Crema de durazno
Ingredientes:

- 5 cucharadas de miel de abeja.
- 4 cucharadas de jugo de limón.
- 4 cucharadas de glicerina.
- 2 cucharadas de aceite de cocoa.
- 2 duraznos sin cáscara y deshuesados.

En una licuadora coloca todos los ingredientes y muélelos a una velocidad intermedia durante 30 segundos; debes lograr una mezcla uniforme que aplicarás en la piel durante 15 minutos; retírala con agua tibia, seca tu rostro con un paño sin frotar la piel y date un pequeño masaje con golpecitos.

Crema de aceites
Ingredientes:
- 1 cucharada de cera de abeja.
- 30 gramos de aceite de aguacate.
- 30 gramos de aceite de ajonjolí.
- 30 gramos de aceite de soya.
- 30 gramos de aceite de olivo.
- 30 gramos de lecitina líquida.
- 1/2 cucharadita de bórax.
- 60 gramos de hamamelis.

Derrite la cera a fuego lento, mezcla todos los aceites y caliéntalos. Agrega la lecitina e incorpora toda la mezcla a la cera; mueve constantemente. Mezcla bórax con hamamelis y caliéntalo. Después incorpóralo a la mezcla de la cera, lentamente, sin dejar de batir hasta que este cremosa; retírala del fuego y espera a que se enfríe, el sobrante lo puedes refrigerar para otras aplicaciones.

Crema de almendras y ajonjolí
Ingredientes:
- 1 cucharadita de cera de abeja.
- 60 gramos de aceite de ajonjolí.
- 60 gramos de aceite de almendras.
- 1 cucharada de lanolina anhidrida.
- 1 cucharada de lecitina líquida.
- 1/2 cucharadita de bórax.
- 120 gramos de hamamelis.

Derrite la cera a fuego lento, mezcla los aceites con lanolina y caliéntalos; agrega después la lecitina. Incorpora la mezcla de aceites a la cera derretida sin dejar de batir; mezcla el bórax y el hamamelis, calienta y vierte el contenido en la mezcla sin dejar de batir; retírala del fuego y espera a que se enfríe. El sobrante lo puedes refrigerar para futuras aplicaciones.

Piel seca

Crema con vitamina E
Ingredientes:
- 1 cucharadita de cera de abeja.
- 90 gramos de aceite de germen de trigo (no puede ser sustituido por ningún otro aceite).
- 30 gramos de manteca de cacao.
- 30 gramos de lecitina líquida.
- 90 gramos de hamamelis.
- 1/2 cucharadita de bórax.

Derrite la cera a fuego lento, mezcla el aceite de germen de trigo con la manteca de cacao y caliéntalos; después agrega la lecitina e incorpora la mezcla de aceites a la cera, mueve constantemente. Calienta el hamamelis y el bórax y agrégalos lentamente a la mezcla; bate hasta alcanzar una crema fría. Aplícala con una brocha y retírala con agua tibia. El resto lo puedes refrigerar para futuras aplicaciones.

Crema de manzana
Ingredientes:
- 2 manzanas sin cáscara.
- 5 cucharadas de miel de abeja.
- 4 cucharadas de jugo de limones.
- 4 cucharadas de glicerina.
- 5 cucharadas soperas de aceite de oliva.
- 5 cucharadas soperas de vinagre.

Coloca los ingredientes en la licuadora a una velocidad intermedia, durante 30 segundos; aplica la mezcla sobre tu cara dejando que actúe alrededor de 15 minutos; retira con una toallita mojada en agua tibia y seca con un paño suave, sin restregar la piel para no retirar los efectos benéficos de la cera.

Piel grasa

Aceite nutritivo
Ingredientes:
- 90 gramos de aceite ligero (puede ser de cártamo o de girasol).
- 6 gotas de esencia de manzanilla.
- 4 gotas de esencia de salvia.
- 4 gotas de esencia de albahaca.
- 800 unidades de vitamina E.

Agrega al aceite las esencias, abre la cápsula de vitamina E para integrar su contenido; mezcla todos los ingredientes; vierte 1/2 cucharadita en la palma de tu mano y aplica sobre la cara y con la otra aplícala en el cuello (no guardes el sobrante más de 24 horas).

Crema con extraprotección
Ingredientes:
- 2 cucharada de cera de abeja.
- 90 gramos de vaselina sólida.
- 60 gramos de hamamelis.
- 1/2 cucharadita de bórax.

Derrite la cera a fuego lento, luego la vaselina e incorpórala a la cera; bate constantemente; mezcla el hamamelis y el bórax, caliéntalos y lentamente viértelos sobre la mezcla sin dejar de batir. Déjala enfriar.

Recuerda la rutina básica para cualquier tipo de piel:

LIMPIAR-TONIFICAR-HIDRATAR

Dieciséis

El engaño de las cremas comerciales

Hemos hablado de la gran variedad de productos para el cuidado de la piel: cremas, tónicos, limpiadores, toallas desmaquillantes, jabones, ampolletas nutritivas, etcétera; y siempre nos enteramos por los grandes anuncios en almacenes comerciales de sus maravillosas bondades para la piel de nuestro rostro y cuerpo, pero, ¿cumplen realmente con lo que prometen?

Muchos productos previenen el envejecimiento, otros disminuyen líneas de expresión, algunos ofrecen ¡aclarar la piel!, lo cual va más allá del tono genético. Muchos fabricantes engañan al consumidor que busca incansablemente la fuente de la eterna juventud.

Para que sepas más de las "bondades" de estos productos enriquecidos con vitaminas, minerales, oligoelementos, colágena, elastina y ADN, debes saber lo siguiente: en un artículo escrito por Héctor Riveros Rosas y Adriana Julián-Sánchez, investigadores del Departamento de Bioquímica de la UNAM, se reveló la gran verdad sobre la actuación de los maravillosos ingredientes que contienen estos cosméticos. Al respecto revelaron:

Vitamina A

La A (retinol) y sus derivados son de los nutrientes que más se agregan a cremas, lociones y otros cosméticos. Se dice que ayudan reducir e incluso prevenir arrugas, y que dan a la piel una apariencia lozana y más joven: la vitamina A es precursora o formadora del ácido retinoico; su síntesis durante el desarrollo embrionario está muy regulada y su carencia o exceso puede producir malformaciones en el embrión. La carencia en el adulto puede provocar graves problemas en la piel. Desde el punto de vista cosmético, el ácido retinoico estimula la síntesis del colágeno e inhibe su degradación.

Ahora bien, la aplicación directamente sobre la piel del ácido retinoico se utiliza con frecuencia para revertir el daño ocasionado por exposición excesiva a radiación solar, la cual estimula la degradación de colágeno y promueve la aparición de arrugas, causando un envejecimiento prematuro. Los productos que contienen ácido retinoico sólo deben utilizarse bajo prescripción medica. Su mal uso puede ocasionar: irritación de la piel, comezón, enrojecimiento, descamación y resequedad. Es por esto que los cosméticos no contienen ácido retinoico sino precursores inactivos. El problema es que cuando un retinol es adicionado en los cosméticos se degrada de inmediato por contacto con el oxígeno del aire o la exposición a la luz. Cuando se añaden los derivados más estables, la absorción de la piel es mínima ya que las células vivas se localizan en las capas mas profundas de la piel y, por ende, no asimilan la mayor parte de la vitamina A de los cosméticos.

Vitamina C

Como se sabe, la vitamina C o ácido ascórbico es un potente antioxidante y juega un papel importante en la síntesis de colágeno de nuestro cuerpo; se ha integrado a la formulación de diversos productos cosméticos, pero estos beneficios se producen sólo cuando es ingerida en la dieta. La vitamina C es muy inestable y se degrada al exponerse a la luz o cuando se encuentra en contacto con el oxígeno, por lo que cuando compras cosméticos con vitamina C, prácticamente ya está inactiva pues se oxida espontáneamente en pocas semanas. Los más estables son los derivados del ácido ascórbico que contiene fosfatos, los cuales impiden su oxidación. Se sabe que los valores del ph de la vitamina C, menores a 3.5, la hacen estable, pero ningún cosmético puede elaborarse con un grado tan alto de acidez porque irritaría la piel.

Vitamina E

Podemos decir que existen ocho formas de esta vitamina, y la que se muestra más activa es el alfatocoferol. Su función principal es actuar en la célula como antioxidante protegiéndola de los radicales libres. Cuando se acumula el daño producido por estos radicales, puede ocasionar envejecimiento.

Se ha considerado que la adición directa de vitamina E sobre la piel debe ejercer un efecto protector: el alfatocoferol impide la penetración de la radiación ultravioleta y se puede decir que actúa como filtro solar en la piel. Se ha demostrado que la aplicación de la vitamina E previene el desarrollo de cáncer en la piel; sin embargo, el alfatocoferol es poco estable y se degrada rápidamente por la acción de la luz ultravioleta. Los cosméticos deberán tenerla en forma inactiva, aunque esto es controversial y se dice que sólo una pequeña fracción de la vitamina E puede beneficiar a las células vivas de la piel. Algunos reportes afirman que derivados inactivos de vitamina E, pueden estimular el desarrollo de células cancerosas. Cuando se aplica alfatocoferol directamente sobre la piel, puede causar irritación. Por lo anterior, nunca rompas una cápsula de vitamina E comercial para aplicarla directamente en tu rostro.

Con estos ejemplos sabrás que las vitaminas o sus precursores en productos cosméticos no siempre tienen efectos benéficos. Se requiere de más estudios para mejorar su solubilidad, absorción y asimilación en los cosméticos. Mientras tanto sólo son promesa, no una realidad. Con lo anterior no afirmo que el uso de cremas y productos cosméticos no sea importante en el cuidado de la piel, no: es cierto que evitan resequedad y daños causados por falta de lubricación. Además de las vitaminas existen otras sustancias que se añaden a los cosméticos prometiendo la fuente de la eterna juventud, como el colágeno, la queratina, la elastina y el ADN. Esto es una fantasía, ya que la piel no las absorbe por ser macromoléculas (moléculas muy grandes) que no pueden penetrarla; en cambio, su adhesión a células muertas sólo bloquea la radiación solar con baja eficacia. Algunas personas pueden presentar reacciones alérgicas a estas sustancias.

Existen también los liposomas (vesículas esféricas artificiales, elaboradas con sustancias grasas); por medio de técnicas sofisticadas se intenta que atraviesen la superficie de la piel para alcanzar células vivas; esto aún se encuentra en etapa experimental, ¡pero hay productos en el mercado que prometen grandes efectos, sin que se haya demostrado que esto sea posible!

Recuerda que el objetivo de muchas compañías es llamar la atención de los consumidores para incrementar sus ventas; para ello día a día incluyen nuevos aditivos a sus fórmulas. No olvides que además de que algunos productos de belleza sólo lubrican la piel, debes tener mucho cuidado con la publicidad, pues detrás de ella hay muchos engaños. Por ejemplo: un estudio de la Organización de Consumidores y Usuarios (OCU) de España, publicado en diciembre de 2001, denunció la escasa efectividad de las cremas cosméticas "antiarrugas", así como los efectos secundarios de algunas sustancias como el retinol o los alfahidroxiácidos, capaces de producir hipersensibilidad e irritación en concentraciones elevadas, si bien dosis bajas pueden favorecer la exfoliación y la producción de células nuevas. La publicación señala que las cremas cosméticas "antiarrugas" son, en la mayoría de los casos, una gran ilusión que se vende a precios muy elevados.

Diecisiete

Envejecimiento

El envejecimiento es un proceso dinámico iniciado en la concepción y que termina con la muerte. Entre las mejores definiciones está la de Bernhard Sthreler: "El envejecimiento es un proceso endógeno, deletéreo, intrínseco, irreversible y universal, determinado por la acción del tiempo que conduce a cambios morfológicos y fisiológicos en nuestros sistemas autorreguladores que conducirán inevitablemente a su detención y con ello a la muerte."

El embriólogo francés Charles Minot consideró al envejecimiento como una consecuencia de la diferenciación celular: proceso conocido como apoptosis o muerte celular programada, por los genes necesarios para el mantenimiento de los organismos multicelulares. Por su parte, August Weisman dijo que puede explicarse como la consecuencia de un proceso de adaptación surgido por la evolución, pues facilita el envejecimiento de manera programada y permite la muerte de individuos en beneficio de la especie.

El grado de envejecimiento depende de la relación entre la destrucción y la regeneración o reparación de los tejidos, células y moléculas del cuerpo; ello ocurre desde el momento de la fecundación, ya que el envejecimiento es un proceso que dura toda la vida.

Existen demasiadas teorías relacionadas o similares, pero ninguna explica por sí sola el envejecimiento y a la vez todas tienen validez. La medicina anti-envejecimiento es una nueva corriente científica con tendencias futuristas que día a día cobra más fuerza gracias a los grandes avances en la investigación biológica, orientada a la función genética y a la biología molecular.

En nuestro país pocos son los médicos dedicados a la práctica de esta medicina; sin embargo, en muchos países del mundo como Estados Unidos, Francia, España, Italia, Inglaterra, Corea y Argentina, entre otros, crece a pasos agigantados.

Lograr una buena apariencia física, resaltar la belleza y evitar las consecuencias negativas del envejecimiento, han adquirido mucha importancia para la población en general. Al respecto mi gran maestro, el doctor Joaquín González Aragón, afirma que se debe recalcar que el envejecimiento es un proceso dinámico, universal, individual e irreversible. La velocidad con que los órganos envejecen en cada individuo es distinta y determinada por factores intrínsecos o genéticos (herencia) y extrínsecos o ambientales (nutrición, contaminación, estrés, estilos de vida, ambiente). El envejecimiento, al ser determinado por el tiempo, es inevitable e irreversible; lo que podemos hacer es prevenir, retardar, hacer más lento, detener, incluso revertir el deterioro del cuerpo ocasionado por descuido, falta de información, deficiencias nutrimentales, estilos de vida perjudiciales para la salud y factores ambientales. Con esto queda claro que la medicina antienvejecimiento no es el tratamiento contra las arrugas —como muchas personas piensan— sino una medicina de carácter preventivo que nos permite tener una mejor calidad de vida.

Existen tres puntos fundamentales en los que hay que perseverar:

1. Cambios en nuestro estilo de vida.
2. Cambios en la nutrición.
3. Consumo de suplementos nutrimentales.

Si quieres estar sano es necesario tener un estilo de vida saludable, evita a toda costa alcohol, el cigarro o las drogas, mejor ingiere alimentos nutritivos, conserva tu peso corporal ideal, trata de mantener siempre sanos los órganos y sistemas que constituyen tu cuerpo mediante una nutrición adecuada y ejercicio físico. ¡Busca el equilibrio interior y exterior y sé positivo en todos los aspectos! Esto te llevará a alcanzar una vida saludable.

Con la aparición de comidas rápidas, la nutrición se ha vuelto pobre en todos los aspectos; el abuso en los alimentos de grasas animales, harinas blancas y azúcares refinados, nos lleva a un envejecimiento prematuro y nos predisponen a padecimientos como obesidad, diabetes, cáncer, hipertensión, artritis y enfermedades del colon; sin olvidar estreñimiento, padecimiento que sufre la mayoría de la población. Pocos sabemos que las dietas no contienen los nutrientes requeridos y que debemos recurrir a suplementos para complementar carencias. Pregúntate: con una mala alimentación, una vida no sana y sin actividad física, ¿qué puede ocurrir contigo? Hay médicos y nutriólogos que sostienen que los nutrientes deben obtenerse de lo que comemos y que los suplementos no son necesarios; sin embargo, algunas investigaciones han demostrado que consumimos una dieta inadecuada en valor nutritivo.

En mi experiencia de 15 años en la práctica médica he notado que el sistema digestivo es el que más daño sufre por el abuso indiscriminado de alimentos procesados y medicamentos innecesarios; lo siguen el sistema inmunológico, el nervioso y el endocrino.

¡Nunca es tarde para comenzar! Inicia de inmediato la reparación del daño que sufre tu cuerpo. Para que tengas una idea más clara de los programas antienvejecimiento te informo lo siguiente: dentro de los tratamientos que aplicamos en Natural's Clínica & Spa, donde soy director médico, está la recuperación de diversas funciones gastrointestinales por medio de una evaluación apropiada, tratamiento adecuado y apoyo nutricional a través de probióticos y enzimas digestivas basándonos en el plan de las 4R:

1. *Remoción.* Eliminación de la microflora o parásitos patógenos, ya que su presencia puede causar inflamación o procesos patológicos.

2. *Remplazamiento.* En esta etapa del plan se remplazan factores y enzimas digestivos, debido a que su función secretora intrínseca puede ser inadecuada o estar limitada.

3. *Reinoculación.* Ingesta de probióticos o bacterias benéficas para obtener un equilibrio adecuado de especies de microflora.

4. *Reparación.* Mediante el apoyo nutricional se busca regenerar y renovar la mucosa gastrointestinal.

Si no quieres acelerar tu envejecimiento, evita los siguientes alimentos:

Carnes
Carnes rojas
Cerdo
Carnero
Barbacoa

Frituras
Pizza
Hamburguesa
Chicharrón
Empanizados
Carnitas
Capeados
Rebozados
Refritos

Mariscos
Camarón
Pulpos
Ostión
Langosta
Abulón
Sardinas
Caracol

Vísceras
Hígado
Sesos
Riñón
Pancita

Quesos y otros
Amarillo
Doble crema
Manchego
Chihuahua
Añejo
Manteca
Mayonesa
Mostaza

Pan dulce
Donas
Pasteles
Galletas
Churros
Buñuelos
Tamales

Embutidos
Tocino
Queso de puerco
Salchichas
Jamón

Lácteos
Leche entera
Crema
Helados de crema
Margarina
Mantequilla

Azúcar
Golosinas
Postres
Dulces
Chocolate
Refrescos

Conservas
Mermeladas
Cajeta

Bebidas alcohólicas
Ron
Cerveza y bebidas con
demasiado alcohol

Después de ver esta tabla de los aceleradores del envejecimiento, sin duda te preguntarás: ¿y qué voy a comer? Si quieres una mejor calidad de vida lleva a cabo los siguientes principios:

- Evita los aceleradores del envejecimiento.

- Evita grasas y aceites procesados e hidrogenados como las margarinas.

- Mantén o reduce la ingestión de grasas saturadas en 10 por ciento del total de los alimentos ingeridos durante el día.

- Suprime la ingesta de productos de origen animal.

- Consume pequeñas cantidades de carnes magras: pescado, pollo y pavo. Para que calcules la medida adecuada utiliza la palma de tu mano como medida y siempre en relación con el consumo de vegetales. Por una cantidad semejante de pescado, pollo o res, debes consumir cuatro medidas de vegetales.

- Toma agua filtrada, tés herbales, aguas naturales de limón o naranja, jugos de fruta fresca, de zanahoria y jitomate. Evita aguas minerales.

- Realiza tus comidas a horas adecuadas, nunca te saltes una; en caso necesario mantén un alimento proteínico en polvo para sustituir la comida, así evitarás elevaciones de insulina.

Los alimentos recomendables están agrupados de la siguiente manera:

Alimentos que contienen carbohidratos, complejos proteínas-grasas, se deben consumir diariamente y constituir por lo menos el 50 por ciento de tus alimentos:

Tabla 1

Espinacas	Nopales
Brócoli	Limones
Berros	Mandarinas
Nabos	Chiles curados
Uvas	Pastas
Naranjas	Flor de calabaza
Toronjas	Rábanos
Chile	Sandía
Lechuga	Jícama
Col de Bruselas	Papaya
Calabazas verdes	Acelgas
Chabacanos	Hongos
Duraznos	Ciruelas
Salsas	Peras
Alcachofa	Melón
Coliflor	Perejil
Col	Cilantro
Chayotes	Apio
Tejocotes	Betabel
Guayabas	Mango
Pimientos morrones	Fresas
Tortillas	Piña
Pepinos	Germinado de trigo
Verdolagas	Germinado de frijol

Alimentos que contienen carbohidratos-proteínas; su consumo diario no debe de rebasar 30 por ciento de tus alimentos:

Tabla 2

Arroz	Pan integral
Amaranto	Alberjones
Atoles	Avena
Manzana	Germen de trigo Chirimoya
Pan blanco	Pan de centeno
Frijoles	Lentejas
Ajonjolí	Camotes
Hojuelas de salvado	Pan germinado
Plátano	Pan de caja (suave y tostado)
Bolillo	Chícharos
Habas	Papas
Alpiste	Garbanzos
Hojuelas de centeno	Calabazas
Mamey	Alubias
Legumbres	Cebada

Alimentos con grasas-proteínas; su consumo diario debe ser 20 por ciento de tus alimentos:

Tabla 3

Cacahuates	Robalo
Almendra	Aguacate
Pollo	Nueces
Pavo	Coco

Pistache	Atún en agua
Bacalao	Spray Pam (para freír)
Salmón	Semillas de girasol
Mojarra	Carnes magras
Aceite de oliva	Pepitas de calabaza
Granola	Nueces de la India
Avellana	Frijoles de soya
Trucha	

Al seguir correctamente esta tablas no tendrás que contar calorías.

Si debes comer fuera de casa evita las frituras, las comidas con cremas, gratinados, empanizados y los estilos caseros (contienen mucha grasa).

De la tabla 1 puedes consumir la cantidad que gustes. Los alimentos de la tabla 2 los puedes consumir de manera libre, pero con moderación. De la tabla 3 debes consumir de 10 a 20 por ciento en cada comida. Nunca olvides tu alimento proteínico si algún día dejas de hacer alguna comida. Como podrás ver, ¡en realidad sí hay mucho que comer!

Si basas tu alimentación en estas tablas mantendrás un equilibrio metabólico neuroendocrino, el cual asegura la elevación de tu hormona del crecimiento, IGF-1 y glucagón; además mantiene bajos los niveles de insulina. Las grasas contenidas en los alimentos de las tablas no contienen colesterol y ayudan a conservar bajos los niveles de colesterol malo (LDL) y también mantienen el bajo nivel de colesterol bueno (HDL).

Bibliografía

DRAELOS, Zoe Diana. *Cosméticos en dermatología*, Editorial Limusa, México,1995.

FOGLINO, Annette, *Spa journeys for body mind and souls*; Power House Cultural Entertainment, Nueva York, 2004.

FERNÁNDEZ-MONTES, Enrique Alía, *Manual de formulación magistral dermatológica*; EGRAF, Madrid, 1998.

GÓMEZ ACEBO, Ana María, *Cosmetología natural*; Editorial Época, México.

GONZÁLEZ ARAGÓN, Joaquín, *Plan integral antienvejecimiento* (segunda edición); Costa Amic Editores, México, 2001.

JEIMAN, Java, *Belleza natural*; Atlántida/ Sandler Publicidad, Buenos Aires, 2001.

LOWE, Nicolas, *Away With Wrinkles. The essential guide to a younger-looking-face*; Marlowe & Company

PERRICONE, Nicholas, *The Perricone prescription*; Harper Resource de Harper Collins Publishers

QUEZADA ORTIZ, Lucero, *Sé tu propia cosmetóloga*; Ediciones Turismo, Buenos Aires, 2002.

SIMMONS, John V, *Cosméticos: formulación, preparación y aplicación*; Antonio Madrid Vicente Editor, Madrid, 1999.

SMITH, Lendon H. (Abbreviated, Summarized and Annotated by), *Clinical Guide to the Use of Vitamin C*; Life Sciences Press, Estados Unidos, 1988.

TORROBA ARROYO, María Isabel, *Curso de esteticista* (tomoI); Paraninfo, Madrid, 2001.

WILKINSON, J.B./ WORE, R. J. *Cosmetología de Harry*; Ediciones Diaz de Santos, Madrid, 1990.

YORK, Alexandra, *Rejuvenezca 10 años en 10 días*; Compañía
General de Ediciones, México, 1983.

YOUNGSON; Robert, *Antioxidantes y radicales libres*; EDAF,
Madrid1994.

Glosario

Ácido Cinámico: liquido oleoso picante, sustancia natural, componente del aceite de la canela, se utiliza en perfumería, saborizantes y aromatizantes.

Ácido para-amino benzoico: (PABA) es una vitamina B compleja, se sintetiza en el cuerpo. Es un antioxidante que ayuda a proteger la piel contra quemaduras y cáncer.

Ácido sulfónico: Son compuestos orgánicos derivados del ácido sulfúrico.

Ácido Sulfúrico: Líquido incoloro, inodoro, ácido mineral de uso frecuente en la industria.

Afeite: Producto que se utiliza para la higiene o belleza del cuerpo.

AHAs: (Significa Alfa-hidroxi-ácidos). Brinda suavidad y lozanía a la piel, mejora la textura en las pieles grasa y ayuda a combatir las líneas y arrugas finas.

Alcanfor: Sólido brillante incoloro, con un olor aromático penetrante, se utiliza para fabricar plásticos, lacas y pinturas, además de ser repelente de polillas.

Apoptosis o muerte celular programada: Es el conjunto de reacciones bioquímicas que ocurren en las células cuando se diferencian y ejercen funciones normales.

Benzofenonas: Sustancia química que absorbe la radiación U.V. Son incorporadas en los diversos materiales para los filtros U.V.

Cicatriz queloide: Crecimiento exagerado del tejido cicatricial que se presenta en el sitio de una lesión de la piel.

Colágeno: Es la estructura de soporte más larga de la piel, principalmente en la dermis. Da a la piel su resistencia, elasticidad normal y fuerza.

Cortisona: Medicamento que pertenece al grupo de los corticoides o corticosteroides, los corticosteroirdes son hormonas producidas por nuestro organismo que realizan funciones de gran importancia.

Cosmecéuticos: Productos para el cuidado de la piel, con activos en dosis altas, prescritos por un medico especialista, de uso tópico principalmente, mal empleados pueden provocar irritaciones o efectos secundarios.

Cromóforo: Un cromóforo es cualquier grupo de átomos que absorben luz independientemente de que presente color o no, en la piel se encuentran en la melanina, hemoglobina y agua.

Dermatitis: Inflamación de la piel.

Dióxido de titanio: Sólido blanco cristalino (similar a la arena), se utiliza como pigmento en pinturas, papel, caucho, plásticos, cosméticos, cristales y cerámicas.

Elastina: Es la segunda sustancia más importante de la dermis, después del colágeno. Su función principal es dar resistencia a la piel y prevenir la flacidez de la piel. La elastina se daña frecuentemente por la exposición repetida a la luz del sol, o inflamación, como el acné.

Envejecimiento actínico o fotodaño: Es el envejecimiento prematuro de la piel debido a la exposición de la luz ultravioleta, proceso que se suma al envejecimiento cutáneo intrínseco y es consecuencia de la exposición a las condiciones medioambientales y, fundamentalmente, a las radiaciones solares.

Estrés oxidativo: Aumento de radicales libres y especies reactivas que no alcanzan a ser compensados por los sistemas de defensa causando daño y muerte celular.

F.S.P: Siglas que significan Factor de Protección Solar, en inglés

Fibroblastos: Son células que se encuentran en la dermis, se consideran importantes por ser el principal productor de colágeno y elastina. Se pueden estimular con cremas que contengan Retin-A

Filtro Solar: Son ingredientes activos que absorben 85% de la radiación U.V. en un rango de 290 nanómetros a 320 nanómetros de longitud de onda.

Fotodermatosis: Son enfermedades que pueden estar producidas o agravadas por energía lumínica (radiación electromagnética no ionizante), ya sea por luz visible, ultravioleta, infrarroja o incluso por todo el espectro de la luz.

Fotosensibilidad: cuadros clínicos importantes y anormales producidos, desencadenados o agravados por la exposición a la luz, generalmente solar.

Humectante: sustancia usada para preservar el contenido de agua en materiales, especialmente en las crema de manos y las lociones.

Keratinocito: Célula principal de la epidermis, actúa como una barrera protectora, existen diez keratinocitos en cada célula formando un pigmento o melanocito. La melanina es producido por el malanocito, se transfiere a los keratinocios para que brinden una protección a los rayos del sol.

Lentigo senil: Enfermedad benigna de la piel, conocida bajo el nombre de melasma, que rara vez se vuelve cancerosa.

Mácula: pigmentación circunscrita de la piel que asienta con frecuencia en zonas descubiertas, originadas por aumento de melanocitos en la capa basal epidérmica.

Mahakanni: ingrediente natural que proporciona resultados muy similares a la dihidroxiacetona, el extracto de esta planta se utiliza para la elaboración de bronceadores para pieles sensibles.

Melanina: Pigmento de color negro en forma de granulos existente en el protoplasma de ciertas células de los vertebrados, responsable del color de la piel, pelo y la coroides de los ojos. El uso de este ingrediente en algunos países está prohibido, principalmente en Estados Unidos, pero se puede encontrar en cremas, gel, cremas líquidas y mascarillas.

Melanocito: Los melanocitos son células situadas en la capa inferior de la epidermis. Mediante un proceso llamado melanogénesis producen melanina. En los caucásicos, los melanocios sólo se activan por efecto de los rayos ultravioleta, de manera que necesitan tomar el sol para broncearse.

Melanoma: También denominado tumor melánico o pigmentado. Masa tumoral maligna de células pigmentadas de melanocitos.

Neurotransmisor: Sustancia producida por una célula nerviosa capaz de alterar el funcionamiento de otra célula de manera breve o durable, por medio de la ocupación de receptores específicos y por la activación de mecanismos iónicos y/o metabólicos.

Óxido de zinc: Flores de Zinc, blanco de Francia, blanco de nieve: Polvo fino libre de arenillas, insoluble en agua, soluble en ácidos diluidos, usado en la industria farmacéutica, cosmética y veterinaria como astringente, protectivo en enfermedades de la piel.

Ozono: Gas cuyas moléculas contienen tres átomos de oxígeno y cuya presencia en la estratósfera constituye la capa de ozono. El ozono es tóxico para los seres humanos, los animales y las plantas en elevadas concentraciones y actúa como un contaminante cuando es producido en las partes bajas de la atmósfera.

Pantalla solar: Es un ingrediente activo o mezclas de éstos que previenen o minimizan el bronceado, reflejando el rango de las radiaciones ultravioletas y radiaciones visibles de 290 a 770 nanómetros de longitud de onda. La función de una pantalla es que ningún tipo de radiación llegue a la piel.

Radiación ultravioleta: Llamamos radiaciones ultravioleta (UV) al conjunto de radiaciones del espectro electromagnético con longitudes de onda menores que la radiación visible (luz), desde los 400 hasta los 150 nm.

Radicales libres: Son átomos o moléculas que tienen un electrón no apareado en su última órbita, característica que lo convierte en sustancias altamente reactivas de tal manera que dañan una gran variedad de las funciones de la piel, conduciendo al daño de la célula, envejecimiento prematuro y riesgos de cáncer.

Retinoides: Son derivados naturales o sintéticos de la vitamina A, tienen una amplia gama de aplicaciones terapéuticas como el acné y oros desórdenes de la piel.

Serotonina: Es una sustancia que actúa sobre todo como neurotransmisor, se distribuye por todo el organismo y ejerce múltiples funciones.

Tanorexia: Persona obsesiva del bronceado.

Conoce y cuida tu piel se terminó de imprimir en marzo de 2006, en Litográfica Ingramex, S.A. de C.V. Centeno 162, col. Granjas Esmeralda, C.P. 09810, México, D.F.